『移』路同行·共护未来

——器官移植科普问答

田辉　季红◎主编

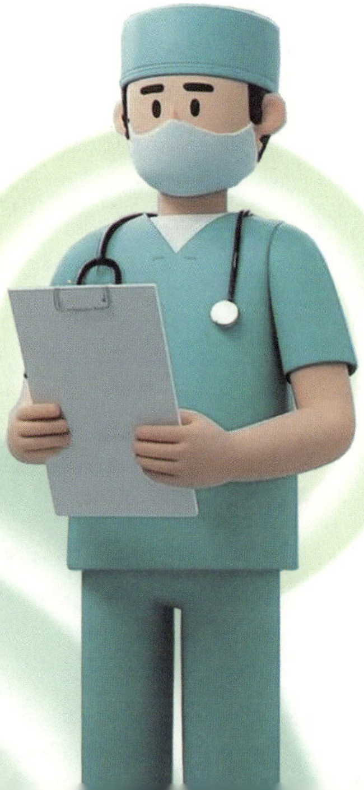

山东大学出版社
SHANDONG UNIVERSITY PRESS
·济南·

图书在版编目(CIP)数据

“移”路同行　共护未来：器官移植科普问答 / 田辉，季红主编. --济南：山东大学出版社，2025. 5.

ISBN 978-7-5607-8795-4

Ⅰ. R617-44

中国国家版本馆 CIP 数据核字第 20251033H2 号

策划编辑　蔡梦阳

责任编辑　蔡梦阳

封面设计　禾　乙

“移”路同行・共护未来：器官移植科普问答

“YI”LU TONGXING・GONGHU WEILAI：QIGUAN YIZHI KEPU WENDA

出版发行　山东大学出版社

社　　址　山东省济南市山大南路 20 号

邮政编码　250100

发行热线　(0531)88363008

经　　销　新华书店

印　　刷　山东蓝海文化科技有限公司

规　　格　720 毫米×1000 毫米　1/16

　　　　　12.5 印张　167 千字

版　　次　2025 年 5 月第 1 版

印　　次　2025 年 5 月第 1 次印刷

定　　价　78.00 元

《“移”路同行·共护未来：器官移植科普问答》

编委会

主　编： 田　辉　山东第一医科大学第一附属医院（山东省千佛山医院）

季　红　山东第一医科大学第一附属医院（山东省千佛山医院）

副主编：（按姓氏笔画排序）

王　红　山东第一医科大学第一附属医院（山东省千佛山医院）

王君芝　山东第一医科大学第一附属医院（山东省千佛山医院）

王建宁　山东第一医科大学第一附属医院（山东省千佛山医院）

任芳芳　山东第一医科大学第一附属医院（山东省千佛山医院）

杨　莎　山东第一医科大学第一附属医院（山东省千佛山医院）

张凤霞　山东第一医科大学第一附属医院（山东省千佛山医院）

张灿玲　山东第一医科大学第一附属医院（山东省千佛山医院）

盛春红　山东第一医科大学第一附属医院（山东省千佛山医院）

谢　燕　山东第一医科大学第一附属医院（山东省千佛山医院）

操晓红　山东第一医科大学第一附属医院（山东省千佛山医院）

编　委：（按姓氏笔画排序）

马昕璐　王荟婷　王洁莹　王艳宏　王惠姿　龙孟冉　朱　萍

刘　昕　刘　祯　刘红燕　刘婧婧　许珊珊　孙　玮　孙以志

孙东峰　孙兴玲　远义娇　苏功章　李　璐　李永猛　李纪美

李其元　杨　帆　杨金苹　吴　晗　辛　鑫　张亚新　张丽丽

陈彤彤　陈晓杰　郑培培　单　娃　孟丽红　赵　林　赵　静

赵成丽　赵亦欣　赵军燕　胡文思　娄方园　秦　松　秦　晶

贾　坤　贾龙强　钱子艳　徐　建　崔　菊　崔雪鹏　程　雪

程志盟　程彦伶　童恒利

以上编委均来自山东第一医科大学第一附属医院（山东省千佛山医院）

绘　画： 高秀乐　山东协和学院（学生）

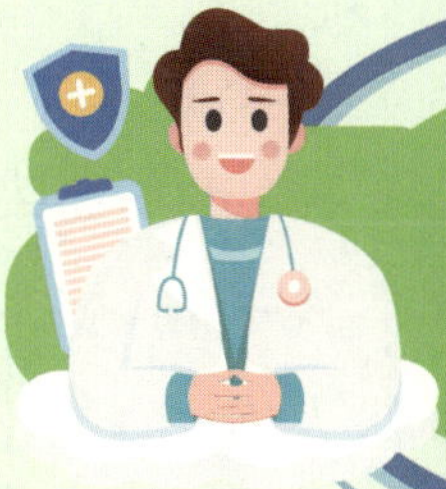

序

生命的接力,从精心守护开始

党的二十大报告指出,“人民健康是民族昌盛和国家强盛的重要标志”,应“把保障人民健康放在优先发展的战略地位”。科普作为促进公众理解健康知识的关键载体,在推动新质生产力发展的进程中,正展现出前所未有的担当。器官移植的科普工作,不仅为大众开辟了了解相关知识的途径,更为器官衰竭及器官移植围手术期的患者提供了学习相关知识的途径,助力他们高质量地回归社会。器官移植技术被誉为外科领域的“皇冠”,山东第一医科大学第一附属医院(山东省千佛山医院)始终将器官移植作为重点打造的特色技术品牌,器官移植手术的数量、手术成功率及患者长期生存率均已跻身全国前列。本书将科学的医疗护理知识以通俗易懂的语言呈现,将为终末期器官衰竭患者打开通往“生门”的通道。

从古埃及对生命延续的原始想象,到中国古籍中扁鹊“换心”的传说,人类对器官移植的探索跨越千年。当医学的进步让“起死回生”不再是神话,器官移植技术便成为连接“生与死”的桥梁,为无数终末期器官衰竭患者点燃重生的希望。如今,这项技术已从实验室走向临床,挽救了全球近百万患者的生命。然而，器官移植的背后，是一场与时间的赛跑。我国每年约30万患者亟待器官移植，平均每十分钟就有一人加入等待队列。这一数字背后，是无数家庭在绝望中守望的焦灼，也是医学与社会共同面临的巨大挑战。器官捐献作为移植的基石，不仅是生命火种的传递，更是人性光辉的彰显——捐献者以无私大爱突破生死界限，让凋零化作新生，让离别成为另一种相遇。

当一颗心脏重新跳动，肺脏再度吞吐人间气息……器官移植不仅是医学奇迹的具象化，更是无数医护人员、捐赠者与受赠者共同书写的生命篇章。我国2024年公民逝世后器官捐献数量达6780例，使2万余患者重获新生。然而，这场与死神赛跑的"接力赛"远未结束，手术的成功只是生命奇迹的起点，移植后的护理是这场接力赛中决定生命能否延续、奇迹能否延续的关键一环。不同于普通术后康复，器官移植护理具有如下三大特殊性：

终身性：免疫抑制剂需终身服用，感染与排斥风险伴随一生。

复杂性：涉及药物管理、感染防控、心理调适等多维度挑战。

个体性：不同器官（如心、肝、肾、肺）、不同术式护理要点差异显著。

对大多数人而言，器官移植是陌生而复杂的领域。从手术成功后的短暂欣喜，到面对免疫抑制剂不良反应、感染风险、排异反应等诸多挑战，患者和家属往往在希望与焦虑中徘徊：如何识别排斥反应的早期信号？免疫抑制剂该怎么吃？漏服了该怎么办？日常生活中如何预防感染？饮食、运动、复查时有哪些注意事项……

这些问题看似琐碎，却直接关系到移植器官的"寿命"和患者的生存质量——有人因害怕不良反应自行减药，有人误以为“静养=不动”从而导致血栓形成，更有人因忽视口腔护理引发致命感染……这些本可避免的悲剧，却频频上演，从而说明广大患者需要一本兼具系统性与可操作性的护理工具书。

本书以“科学、实用、温暖”为宗旨，从术前准备到术后康复，从身体照护到心理调适，系统梳理患者最关心的问题。以“问答形式”，用通俗易懂的语言解析专业知识，既涵盖共性护理原则(如用药管理、感染预防)，也兼顾不同器官移植的个性化要点(如心、肝、肾移植的差异)。

这本书不是冰冷的知识罗列，而是移植人群的生存手册。我们深知，每一位翻开本书的读者，可能都曾经历生命的至暗时刻；每一个亟待解答的疑问，背后都是对新生的极度渴望。愿它成为大家的枕边备查“护理字典”，医患沟通的“专业翻译官”，与疾病博弈的“战略地图”。

让每一份来之不易的“新生”都能在悉心呵护下绽放光彩。愿每一位患者都能拥抱希望，迈向更健康、更自由的未来！

2025 年 4 月

前言

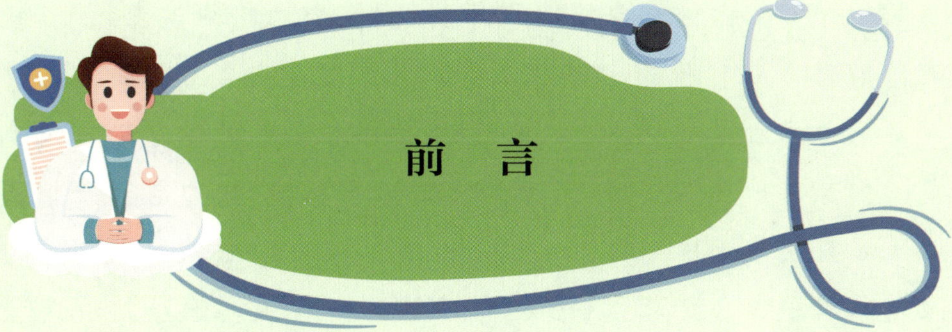

在现代医学不断进步的今天，器官移植被誉为重塑生命的奇迹，为终末期器官衰竭患者点亮了重生的希望。心脏、肝脏、肺脏、肾脏、胰脏、小肠等器官的移植，早已从医学技术的突破，发展为多学科协作、系统管理与人文关怀并重的复杂医疗过程。

随着我国器官捐献法律法规与移植制度的不断完善，越来越多的患者获得了移植治疗的机会。1991 年，山东第一医科大学第一附属医院（山东省千佛山医院）开展了第一例肾脏移植，是全国最早开展肾脏移植的医院之一；2000 年，开展了医院首例肺脏移植；2002 年，成为山东省内首家开展肝脏移植的医院；2003 年，开展了医院首例心脏移植；2004 年，开展了医院首例心肺联合移植。经过多年的耕耘，医院拥有肝、肾、心、肺、胰腺和小肠 6 种器官移植执业资质，逐渐形成了以器官移植为代表的特色技术品牌，为众多终末期器官衰竭患者带来重获新生的希望。现在医院的移植技术成熟，移植数量和质量均处于国内领先水平，甚至处于全球前沿的水平。

这些突破不仅推动了医院移植技术的进步，也深化了移植护理模式的完善与发展，术后患者延续护理成为保障患者生活质量的关键。无论是合理使用药物、制订个性化的饮食计划，还是帮助患者应对新的身体状况与心理压力，护理团队的专业支持都成为患者重拾健康、改善生活质量的重要保障。护理角色从传统操作扩展到全程化、专科化的高级实践，成为器官移植成功不可或缺的支柱。

移植手术只是起点，术后的科学护理与持续管理是决定预后与生活质量的关键所在。护理在器官移植全过程中扮演着至关重要的角色，贯穿于术前评估、术中配合、术后监护、术后早期和长期康复及心理支持等多个环节。它不仅要求护理人员具备坚实的专业知识和临床经验，更需要具备敏锐的观察力、人文关怀的素养以及良好的沟通能力。例如，患者面对"新生器官"，会产生诸多困惑与不安："药物该怎么服？饮食要注意什么？能不能怀孕？还能不能旅行？如何监测身体的异常信号？"这些问题背后，不仅是医学知识的传递，更是护理人员对患者健康生活能力的持续赋能。

本书立足于临床一线，围绕心、肝、肺、肾等器官移植围手术期的护理管理，系统梳理常见问题与应对策略，结合临床实践与循证指南，用通俗的语言传递专业的内容。无论您是器官移植受者、家属、护理同仁，还是关注生命科学的普通大众，都可以在本书中找到有用的信息与贴心的解答。

我们希望，这不仅是一本关于护理的科普书，更是一盏温暖的灯，照亮器官移植患者术后的康复旅程；也是一条沟通的桥梁，让医护、患者与家庭在信息共通中达成理解、建立信任，共同守护这份来之不易的生命馈赠。

谨以此书：

献给移植患者——你们是生命的勇者，愿赋予你们自我管理的信心和勇气。

献给患者家属——你们的陪伴即是“良药”，愿此书可以减轻你们的无助。

献给医护团队——你们的敬业精神超越技术，愿此书成为医患沟通的桥梁。

献给每位读者——当您翻开此书时，已然参与到这场永不停息的生命接力。

2025 年 4 月

目 录

CONTENT

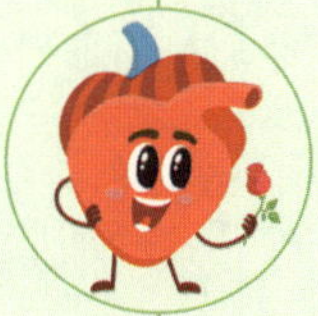

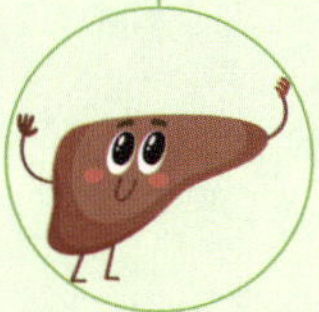

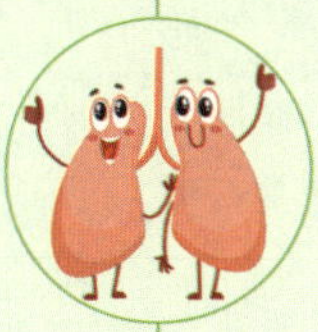

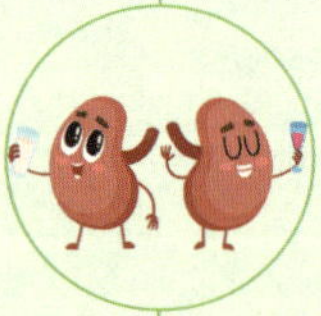

重奏心音

——走进心脏移植

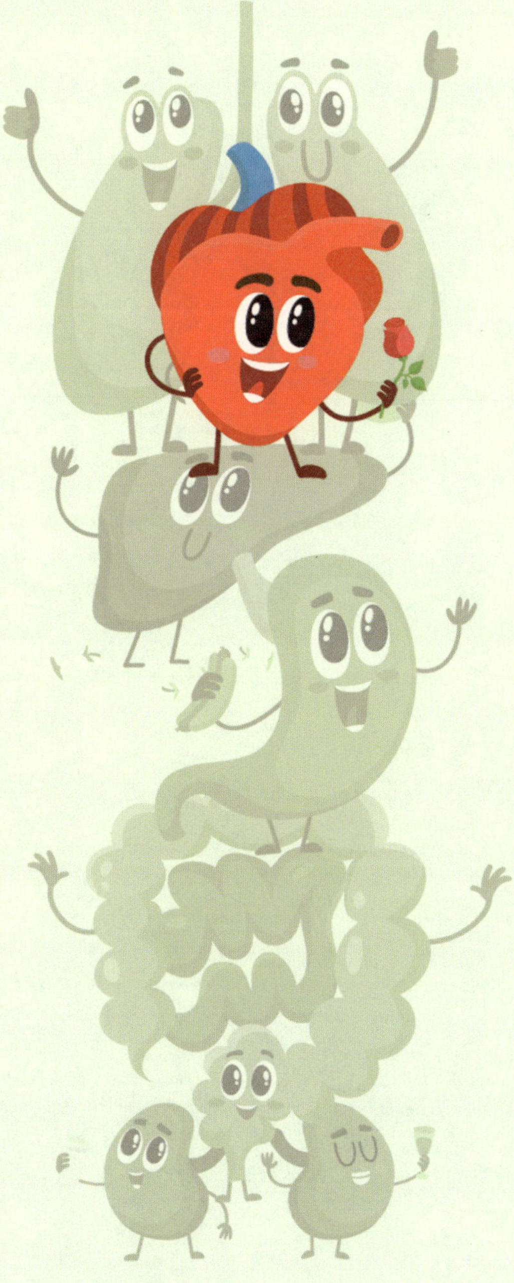

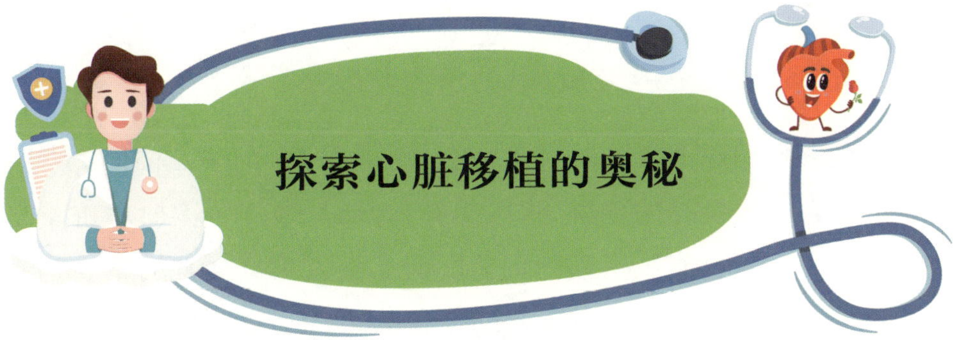

探索心脏移植的奥秘

1. 以心换心，方得真心——什么是心脏移植？

心脏移植通俗来讲就是“换心”，是指通过手术将患者的“坏心”（受损的或功能不全的心脏）移除，然后把配型成功的“好心”（健康心脏）重新移入体内的过程。捐献出心脏的个体称为心脏供体，接受心脏的个体称为心脏移植受体。

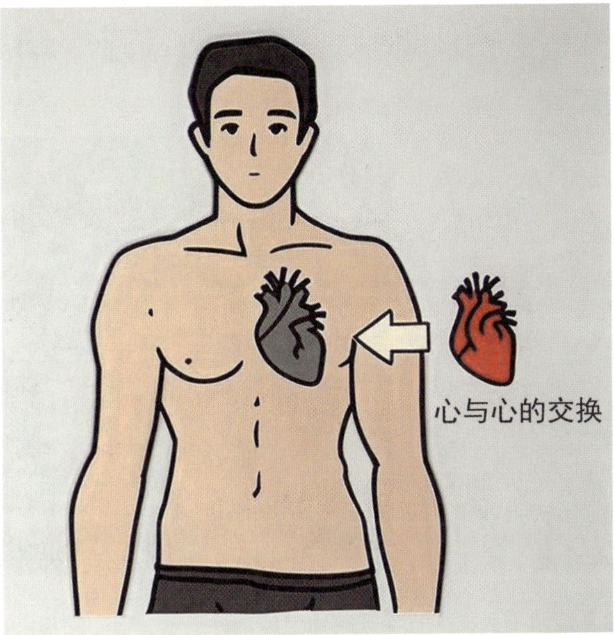

2. 心路历程——心脏移植的历史与发展

心脏移植的历史可以追溯到两千多年前。据《列子·汤问》记载，神医扁鹊曾有过换心的传说，这虽为神话，却反映了古人对心脏重要性的认识和对治愈心脏疾病的渴望。而人类真正意义上的第一例心脏移植手术，则是在 1967 年，由南非医生克里斯蒂安·巴纳德(Christiaan Barnard)完成的。随后，全球范围内的医学家们不断探索和完善这一技术，使心脏移植逐渐成为治疗终末期心脏病的重要手段。迄今为止，全世界已完成了超过 10 万例心脏移植手术。全球 300 多个心脏移植中心，每年约有 3500 例心脏病患者接受心脏移植手术，并取得了较好的临床效果。

在中国，心脏移植的起步虽晚，但发展迅速。1978 年，上海瑞金医院的张世泽等医生完成了我国首例心脏移植手术。2009 年，中国设立了心脏移植注册中心，收集全国的心脏移植数据。经过多年的努力，我国心脏移植技术已非常成熟，手术成功率、患者存活率均达到了国际先进水平。

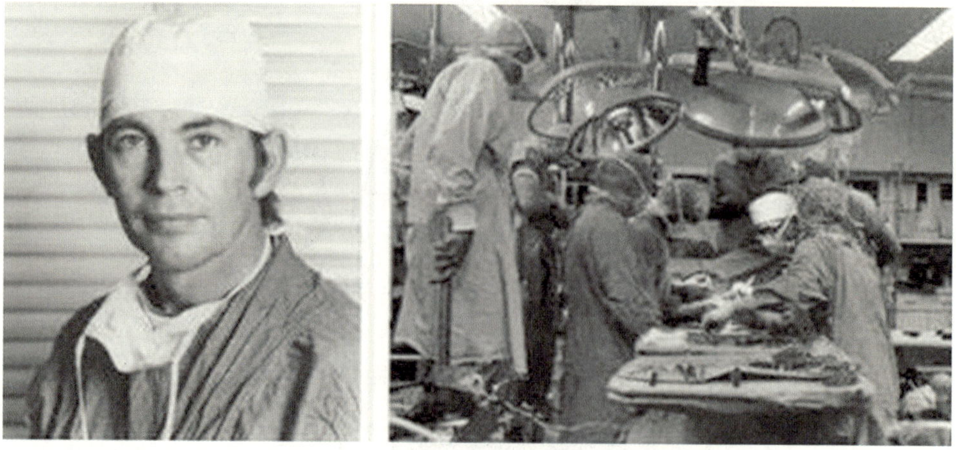

1967 年克里斯蒂安·巴纳德成功实施世界上第一例心脏移植手术

3. “心”生命,“心”生活——哪些人需要心脏移植?

各种治疗无效,需要反复住院的终末期心衰患者应进行心脏移植,主要表现为无法活动及严重的呼吸困难。这类患者如果不做心脏移植手术,一般预期寿命可能不超过1年。

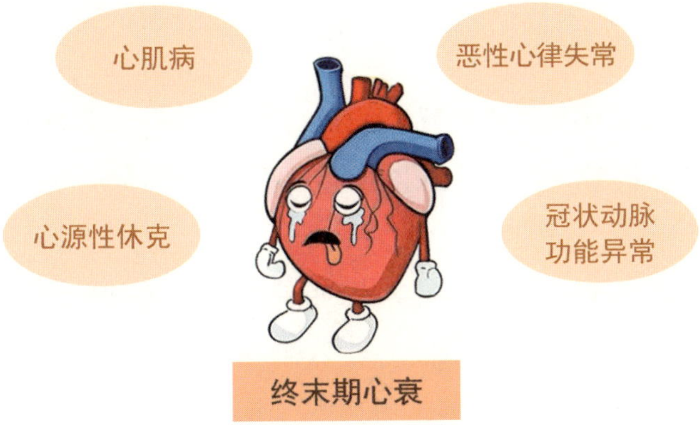

4. 双向奔赴——所有的终末期心衰患者都能做心脏移植手术吗?

不是,心脏移植手术对患者有严格要求。终末期心衰的患者需要到专业的心脏移植中心就诊,排除相关禁忌证后,尽早登记,等待心脏移植机会。

5. 心脏移植有哪几类?

根据供心来源的不同,可将心脏移植分为异种心脏移植和同种心脏移植。异种心脏移植的供心来自异种动物,如猪、狒狒等;同种心脏移植的供心来自其他人体。

目前，临床发展较为成熟的是同种心脏移植，异种心脏移植发展尚不成熟，临床案例极少。

6. 致敬每一个凡人善举——心源从哪里来？

心脏移植的心源都是由捐献者捐献而来，是生前曾进行器官捐献登记的或死亡后经家属同意捐献的。不仅如此，捐献者还要满足以下条件：

（1）年龄最好在 50 岁以下，无心脏病史。

（2）无恶性肿瘤，无艾滋病，无全身活动性感染，各种肝炎病毒抗原为阴性。

（3）与受体血型相同，人类淋巴细胞毒素交叉试验结果为阴性。

（4）与受体体重、身高相配。其中，体重的相配比身高的相配更重要，供体的体重应不低于受体的 0.8 倍，不高于受体的 1.5 倍。

（5）与受体的胸部 X 光片心影大小匹配。

（6）供体脑死亡，获取心脏时循环稳定、心跳正常、无心脏损伤。

2007 年 5 月 1 日，我国正式实施《人体器官移植条例》。2010 年，建立全国心脏移植注册系统和数据库，器官捐献移植志愿者可在“施予受器官捐献志愿者服务网”登记，网址为 http://www.savelife.org.cn/。

7. 心若在，梦就在——心脏移植需要等多久？

心脏移植的等待时间不确定。确定要做心脏移植手术的患者必须在中国人体器官分配与共享计算机系统（COTRS）登记。有新的供体产生时系统会自动匹配条件合适的患者，根据排队顺序进行分配，等待时间短至数天，长至数月，主要与以下因素有关：

（1）病情因素：儿童和病情严重者优先，如心脏移植等待者病情危重符合紧急状态，将会在全国分配层级中优先分配。

（2）供受体之间除了受血型、人类白细胞抗原（HLA）配型、体重、身高等因素影响之外，还需要按地理位置、等待时间等计算分数，决定器官分配顺序。

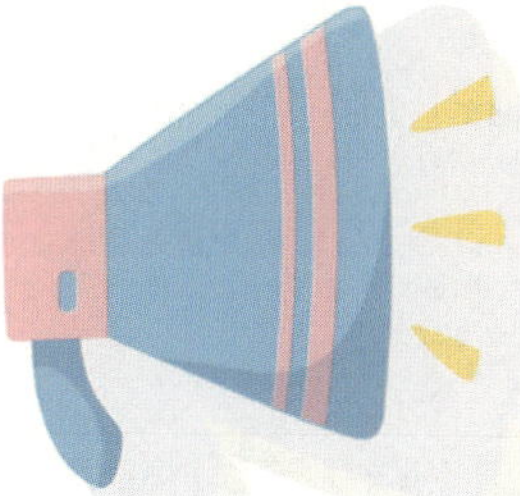

登记入库，候心源。
先急后缓，看配型。
计算分数，最公平。

8. 换一颗心脏要多少钱？

目前，我国心脏移植手术的费用在30万元至60万元。然而，这一费用并非固定不变的，会受到诸多因素的影响。例如，若患者病情严重，需要呼吸循环辅助支持，或者发生术后并发症都会影响整体的费用。患者在手术之后，每年还需要承担免疫抑制药物的费用。值得庆幸的是，随着免疫抑制药物价格降低，以及国家医保政策的大力覆盖，患者术后的费用负担得到了明显缓解。当前，患者术后长期维持用药费用的自行承担部分，为每月千余元。

9. 换心不换人——换心后会有供体的思想吗?

目前,尚无科学研究表明心脏移植受体在术后会受到供体思想的影响。从医学原理而言,人体的心脏并不具备记忆功能,记忆主要存储于大脑之中。不过,患者在与疾病长期抗争的过程中,其性格特征可能因情绪波动而发生改变。相关文献指出,心脏移植受者术后的心理健康状况与社会支持密切相关。医护人员、家人以及朋友若能给予患者更多关心、安慰与理解,将有助于患者的情绪恢复,显著改善术后的生活质量。

10. 心脏移植后能像正常人一样工作和学习吗?

可以,但是恢复正常工作或者学习的时间因人而异。这主要取决于患者术前的基本病情、术后恢复的情况以及从事的工作类型,多数患者出院3个月后基本可以回到学校学习或从事轻体力工作。如果条件允许,建议患者可以从半工作半休息的状态,慢慢过渡到正常的学习工作中去。

11. 心脏移植安全吗?

目前,心脏移植手术已经非常成熟,手术安全性高。总体而言,术后患者生活质量能得到极大改善,很多患者可获得长期存活。统计数据表明,我国目前心脏移植患者的5年生存率可达88.7%。但并不是做完手术就"万事大吉",手术只是整个治疗过程的一个重要环节。手术成功后,还需要注意按时服药、调整饮食、适度运动、调节心情、预防感染、定期复查。

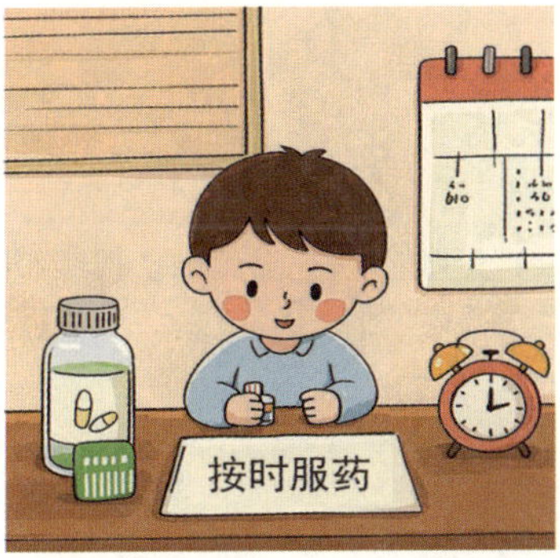

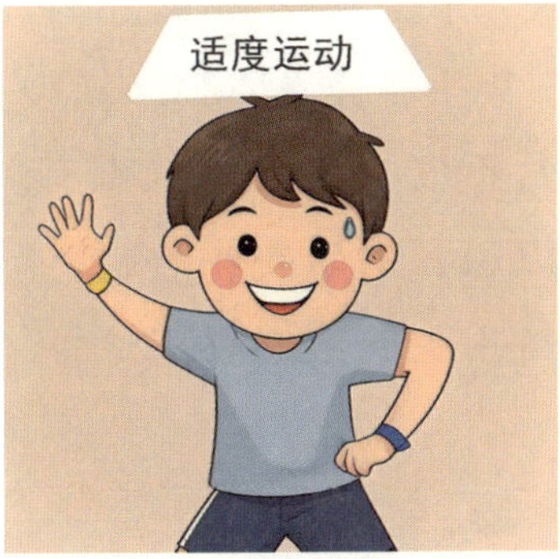

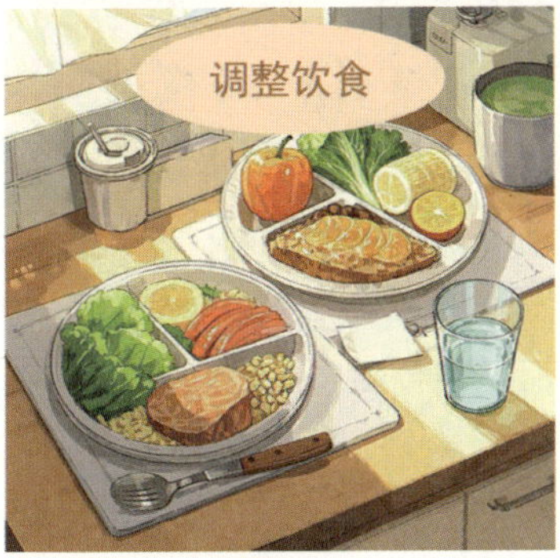

调节心情

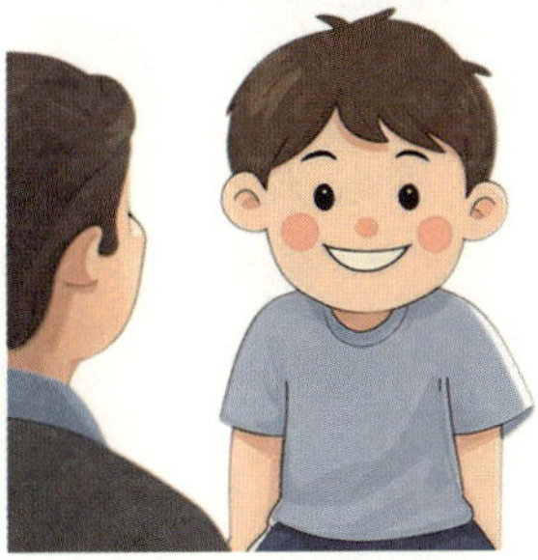

预防感染

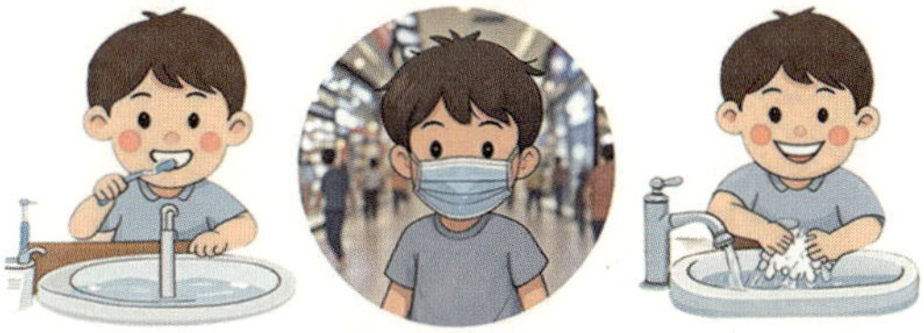

定期复查

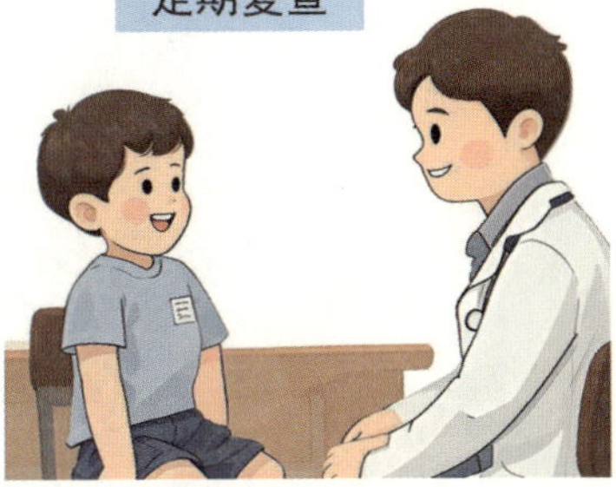

12. 一颗“二手”心脏，能跳多久？

心脏移植后，心脏的存活时间和功能受到多种因素的影响，包括供体心脏的质量、受体的身体状况、术后护理和免疫抑制治疗等。一般来说，如果没有出现严重的排斥反应和其他并发症，移植的心脏可以维持正常功能 10～20 年，或更长时间。我国心脏移植的数据显示，患者术后 1 年生存率为 94.8%，3 年生存率为 91.9%，5 年生存率为 88.7%，7 年生存率为 82.2%，10 年生存率为 75%～80%。患者存活期的长短，不仅与其身体状态有关，也与术后的康复护理和心理状态有关，所以患者术后要小心保养，在医生的指导下进行科学的康复治疗，并保持乐观向上的心态。

亚洲最牛“换心人”

于文峰是黑龙江省尚志市帽儿山镇的一名普通中学教师，1994 年因病换心，他在爱心中“移”路前行，时钟嘀嗒一声，记录延长一秒。目前，换心术后他已健康生活 30 余年，成为亚洲最牛“换心人”。

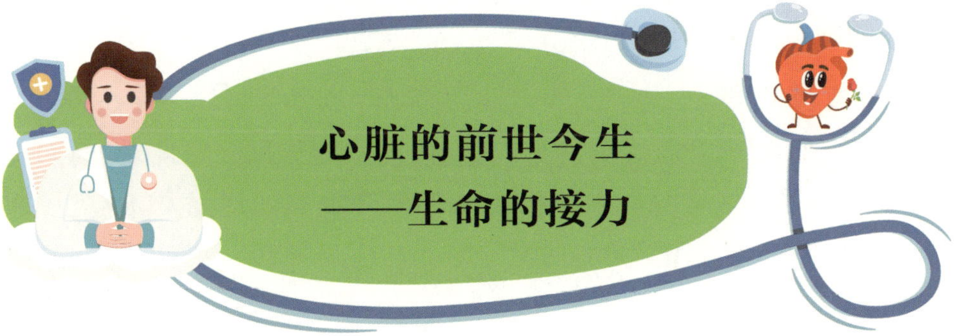

心脏的前世今生——生命的接力

1. 预则立，不预则废——心脏移植前受体需要做哪些准备？

候选者应最大限度改善心功能及各器官功能状态，与此同时，积极开展心理调适也极为关键。做好这些准备工作，对减少围手术期并发症的发生、改善术后生活质量、提高术后生存率都起着至关重要的作用。

2. 以最好的我，迎接最好的你——心脏移植前受体应如何维护心功能？

通过改变自身行为，科学的管理，拥有自己打造的“护心符”。

♥按时服药

遵医嘱服药，不可擅自增减药量或停药。

♥科学膳食

秉持低盐、低脂、易消化的饮食原则，采取少量多餐的进食方式。日常宜多食用新鲜蔬菜水果，以及牛奶、瘦肉、淡水鱼等富含优质蛋白质的食物。对于心力衰竭急性发作且容量负荷过重的患者，每日钠摄入量需严格控制在 2 克以内，并避免食用腌、熏制品等含钠量高的食品。推荐每日液体摄入量维持在1.5～2.0升，这里的液体涵盖直接饮用水以及食物中所含的水分。

♥监测体重

每天在同一时间、穿着同类衣服、用同一体重秤测量体重，时间安排在晨起排尿后、早餐前。如果在3天内体重突然增加2千克以上，可能已有水钠潴留，需尽快处理。

♥养成良好的生活习惯

保持心情愉悦以及保证充足的睡眠。若身体条件允许，可进行适当的运动，如散步、打太极拳等。

3. 心脏移植前受体需要做哪些检查？

心脏移植的术前检查尤为重要，主要包括以下几个方面：

(1)心脏检查：一般包括胸片、超声心动图、12导联心电图和24小时动态心电图、右心导管检查或者漂浮导管检查，必要时行心脏MRI和CT。

(2)免疫学检查：ABO血型相容性实验、抗群体反应性抗体(PRA)、淋巴细胞交叉配合试验、人类白细胞抗原(HLA)分型。

(3)血液学检查：血型、血常规、凝血酶原时间和国际标准化比值(INR)、纤维蛋白原和红细胞沉降率。

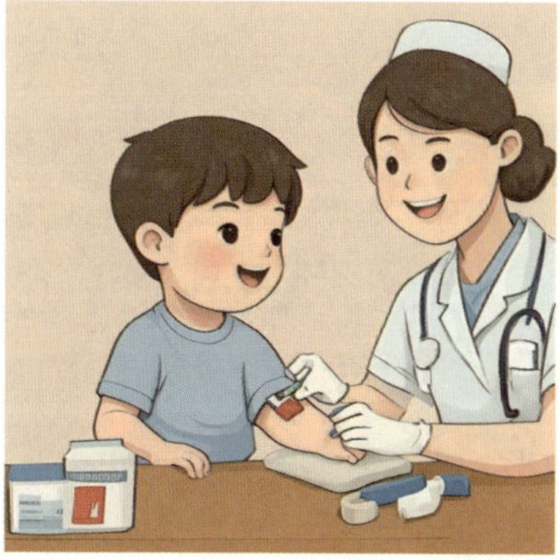

(4)生化检查：肝肾功能、血电解质、血脂和心肌酶。

(5)内分泌检查：三碘甲状腺原氨酸(T_3)、四碘甲状腺原氨酸(T_4)、促甲状腺激素(TSH)、糖化血红蛋白和糖耐量试验。

(6)呼吸功能检查：肺部CT平扫、呼吸功能监测等。

(7)病毒血清学检查:乙肝五项、丙肝、丁肝、人类免疫缺陷病毒(HIV)抗体、疱疹病毒抗体、柯萨奇病毒。

(8)胃肠道和泌尿系统检查:尿常规、腹部 B 超、粪常规和粪隐血。

(9)细菌学检查:鼻腔、咽部、口腔、中段尿,以及痰细菌培养。

(10)神经系统与心理素质评估:颅脑 CT 或 MRI、患者及家属的心理评估。

4. 揭开心脏移植的神秘面纱——心脏移植的手术方式有哪些?

心脏移植手术主要包含原位心脏移植与异位心脏移植两类。

原位心脏移植,即先把受体病变心脏切除,然后将健康供心植入受体体内原本心脏所处位置。当下,多数心脏移植手术会选用这种方式。而异位心脏移植则是保留受体自身的病变心脏,在右侧胸腔等其他部位把供心与之并列相连。不过,因其手术流程繁杂,术后容易引发诸多并发症,所以仅在特殊情形下才会考虑采用这一手术方法。

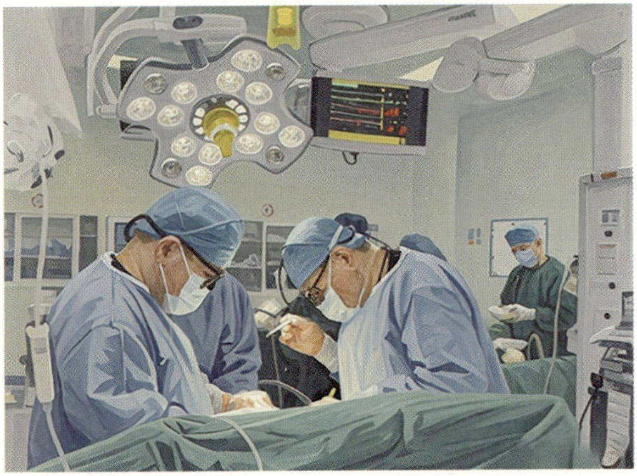

5. 原位心脏移植的手术方法有哪些?

原位心脏移植手术方法可划分为三种类型,分别是标准法、双腔静脉吻合法以及全心法。在当前临床实践中,双腔静脉吻合法是最为常用的手术方法。其优势显著,能够有效维持心脏的正常形态,使房室瓣功能得到优化,保障窦房结功能的正常运作,并且对于右心衰以及三尖瓣关闭不全的状况有着良好的改善效果,从而为心脏移植患者的术后恢复与心脏功能的长期稳定提供了有力支持。

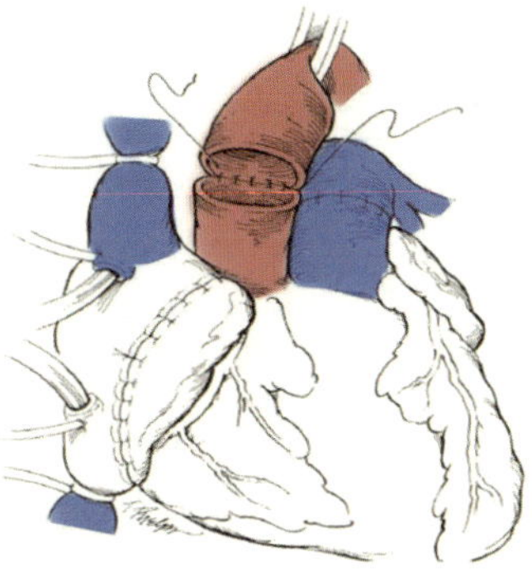

双腔静脉吻合法原位心脏移植术

6. 世间美好与你环环相扣——心脏移植的过程是怎样的?

心脏移植通常分为三个阶段,即供体的选择和获取、手术操作、术后管理。

♥供体的选择和获取

供体的选择至关重要,供体的心脏应该与患者的体型和免疫特性相匹配。

♥手术操作

手术通常在全身麻醉下进行,通过胸骨切口将受体原有的心脏取出，并将供体心脏移植进去。手术过程需要极高的技术水平和精密的团队配合，以确保手术顺利完成。

♥术后管理

术后患者需要密切监测，以防止排斥反应等并发症的发生。免疫抑制治疗、预防感染、右心功能维护等都是术后管理的重要环节。

7. 这些隐患不容小觑——心脏移植的并发症有哪些？

心脏移植虽然是一种挽救生命的重要手术，但也可能伴随着以下多种并发症：

(1)早期并发症(术后数天至数周)：出血、心律失常、低心排血量综合征、感染。

(2)中期并发症(术后数周至数月)：①急性排斥反应：这是心脏移植术后的常见并发症之一。症状包括发热、乏力、食欲不振、呼吸困难、胸痛等。②右心衰竭：主要表现为体循环淤血，如水肿(下肢、腹部等部位)、肝大、颈静脉怒张等，同时可伴有呼吸困难等症状。③感染：心脏移植术后最常见的并发症，也是术后六个月内患者死亡的主要原因。

(3)长期并发症(术后数月至数年)：慢性排斥反应(心脏移植物血管病变)，这是影响心脏移植患者存活期的主要因素之一。随着病情的发展，患者会出现心肌缺血的症状，如心绞痛、活动后呼吸困难、乏力等。这种病变进展相对缓慢，一旦发生，治疗较为困难，严重影响心脏移植的远期效果。

长期使用免疫抑制剂也会带来一系列问题，如肾毒性、糖尿病、高脂血症、代谢性疾病、骨质疏松、恶性肿瘤等。

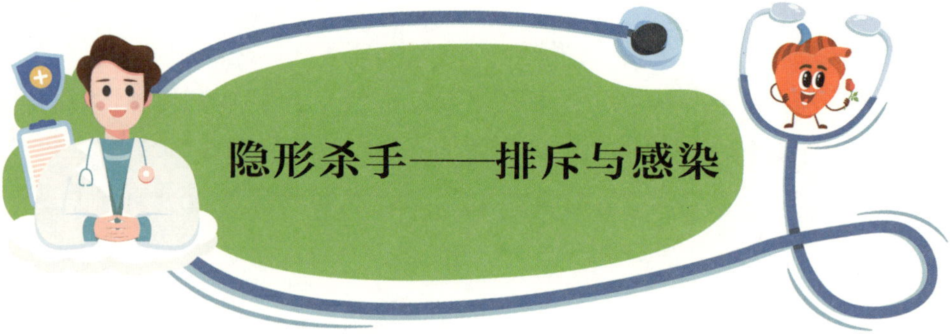

隐形杀手——排斥与感染

1. 心脏移植后的隐形杀手——什么是心脏移植的排斥反应?

心脏移植的排斥反应是指受者进行心脏移植后,外来的心脏作为一种“异己成分”被受者免疫系统识别,发起针对外来心脏的攻击、破坏和清除的免疫学反应。

2. 心脏移植排斥反应的发生机制是什么?

心脏移植排斥反应的发生机制主要包括细胞免疫和体液免疫两个方面。临床最常见的急性排斥反应主要由细胞免疫介导,而超急性排斥反应和慢性排斥反应主要由体液免疫介导。

3. 心脏移植排斥反应分为哪几种类型?

心脏移植排斥反应主要表现为三种不同的类型。

(1)超急性排斥反应:其多发生在术中早期,近年来,对供受体之间检查全面且详细,超急性排斥反应已很少见。

(2)急性排斥反应:这是目前同种异体心脏移植中最为常见的移植免疫排斥反应,可出现于心脏移植后的任何阶段,大多发生于术后

2～10周，1个月内达到危险高峰，然后迅速下降。临床上其较常发生于免疫抑制剂药物突然停用、更换、减量或者微生物感染等时刻。

(3)慢性排斥反应：其多发生在移植1年后，是当今影响心脏移植患者长期存活的最主要的难题，也是导致移植心脏慢性失去功能的最主要的原因。

4. 心脏移植后，若发生急性排斥反应会有哪些表现？

患者一般临床表现包括体温升高、倦怠、乏力、呼吸困难，以及劳累后心悸、食欲缺乏等。

5. 心脏移植后，若发生慢性排斥反应会有哪些表现？

发生慢性排斥反应的患者会逐渐出现心功能减退的症状，如进行性呼吸困难、劳力性心绞痛、水肿等。心电图可显示心肌缺血改变，冠状动脉造影能够发现冠状动脉狭窄等血管病变。

6. 如何诊断心脏移植后的排斥反应？

(1)观察临床症状和体征，包括发热、乏力、胸痛、心悸、呼吸困难等。

(2)进行实验室检查，检测心肌酶学指标[如肌酸激酶同工酶(CK-MB)、心肌肌钙蛋白I(cTnI)等]、炎症指标(白细胞计数、C反应蛋白)、红细胞沉降率、免疫指标[淋巴细胞亚群、细胞因子、群反应抗体(PRA)、数字减影血管造影(DSA)]。

(3)利用影像学检查，如超声心动图(观察心肌收缩功能、室壁厚度等)、心电图、心脏MRI(观察心肌水肿、心肌纤维化等)。

(4)心肌活检是诊断的“金标准”，可直接观察心肌组织病理变化，但为有创检查。

7. 防患于未然——如何减少排斥反应的发生？

（1）术前配型：术前良好的配型和预处理以降低供体反应抗体水平，减少急性排斥反应发生。

（2）规范服药：不规范的使用免疫抑制药物是导致慢性排斥反应发生的最常见原因。按照医嘱准时服药，药物剂量要准确，避免漏服药物，不能自行停止、减少、更换免疫抑制剂。

（3）疾病控制：注意控制高血压、糖尿病等并发症，预防感染，远离感染人群。

（4）慎服保健品：谨慎服用人参、蜂王浆等增强免疫力的药品或补品；在服用维生素、中草药、保健食品等任何医生处方外的药物前，都应事先向医生咨询；不要饮用西柚汁，不要吃西柚。

（5）按时复查：定期按照移植中心的要求进行门诊复查，不要错过每一次实验室检查或辅助检查。

（6）良好的生活习惯：制订合理的饮食和锻炼计划。

8. 如何治疗排斥反应？

（1）免疫抑制剂调整：增加现有免疫抑制剂（如环孢素、他克莫司等）剂量或更换药物种类，调整口服糖皮质激素的剂量。

(2)使用甲泼尼龙激素冲击治疗。

(3)抗体治疗:使用免疫球蛋白、利妥昔单抗、多克隆抗体(如抗胸腺细胞球蛋白)或单克隆抗体(如抗 CD3 单克隆抗体)来清除或抑制免疫细胞。

(4)血浆置换:去除患者血浆中含有的有害抗体和免疫复合物。

(5)支持治疗:用正性肌力药物支持心脏功能,对其他受影响器官(如肾脏)进行功能支持。

(6)预防感染:在强化免疫抑制治疗及重要脏器功能障碍的情况下,患者发生感染的概率极高,因此对感染的预防尤为重要。

9. 心脏移植后患者需要终身服用免疫抑制剂吗?

需要。科学用药保健康,心脏移植后通常需要终身服用免疫抑制剂。因为身体会将移植的心脏看作“外来物”,免疫系统会攻击心脏。服用免疫抑制剂可以预防或治疗免疫排斥反应,从而让机体接纳移植的心脏。一旦停用免疫抑制剂,可能引发严重排斥反应,危及生命。

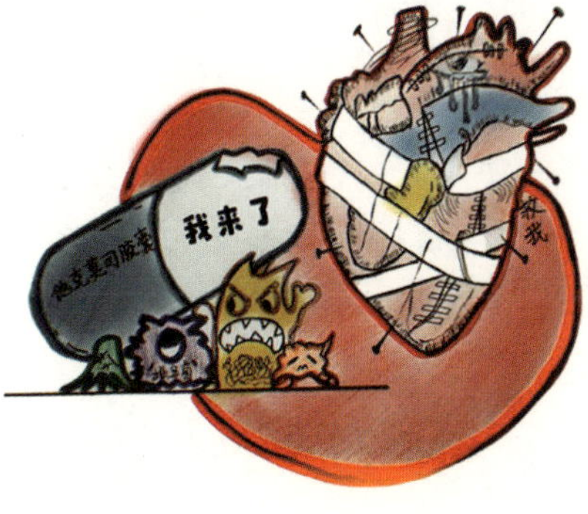

10. 心脏移植后患者需要使用哪些免疫抑制剂?

针对发生的不同移植排斥反应,合理使用免疫抑制剂,制订个性化免疫抑制剂方案。目前，临床应用的免疫抑制剂分为诱导治疗药物和维持治疗药物两类。

(1)诱导治疗药物包括多克隆抗体和单克隆抗体。

(2)维持治疗药物常用的是三联疗法，包括以下四类免疫抑制剂的组合：

1)钙调神经磷酸酶抑制剂(CNI)：环孢素、他克莫司。

2)淋巴细胞增殖抑制剂或硫唑嘌呤：吗替麦考酚酯、麦考酚酯、咪唑立宾、来氟米特、硫唑嘌呤。

3)雷帕霉素靶蛋白酶抑制剂(mTOR)：依维莫司、西罗莫司。

4)糖皮质激素：甲强龙、泼尼松。

11. 免疫抑制的作用机制是什么？

免疫抑制剂是一类能够抑制人体免疫反应的药物。它们主要通过抑制与机体免疫相关的细胞(如 T 细胞、B 细胞)的生长与增殖，进而减少机体的异常免疫反应。在器官移植的情境下，免疫抑制剂能够显著降低机体对外来器官的排斥作用，使新器官能够在新的环境中顺利存活并发挥作用。

12. 服用免疫抑制剂需注意什么？

(1)严格遵医嘱：按时、按量服用，不能自行增减剂量或停药。

(2)监测血药浓度：定期检查，确保药物在有效且安全的浓度范围内。

(3)注意药物相互作用：告知医生正在服用的其他药物，避免不良相互作用。

(4)关注不良反应：如肾毒性、胃肠道反应等，出现异常及时告知医生。

服用常用免疫抑制剂的注意事项

他克莫司：空腹服用（饭前 1 小时或饭后 2～3 小时），每天 2 次，间隔 12 小时，用水送服。使用期间必须定期监测血药浓度，根据血药浓度及时调整药物用量，还需监测血压、肝肾功能、血糖、心电图等。

环孢素：每天 2 次，间隔 12 小时，进餐时服用药物效果最佳。定期监测血药浓度，及时调整药物用量，还要监测肝肾功能、血脂、血压、电解质等。

麦考酚酯：作为辅助的抗排斥药，每日 2 次，空腹服用（饭前 1 小时或饭后 2～3 小时），不需常规监测血药浓度，根据病情调整用量。

激素类药物（如泼尼松）：一般建议餐后服用，以减少对胃黏膜的刺激。

免疫抑制剂如果发现漏服、多服或出现服药后呕吐的处理：

如果漏服时间距离下次服药在 4 小时之内，则无需补服，下次正常服药；如果漏服时间距离下次服药在 4～6 小时之间，则立即按原剂量补服，在下次服药时减少一半剂量；如果漏服时间距离下次服药大于 6 个小时，则尽量补服，将下次服药时间适当推迟，两次服药时间间隔不少于 8 小时。

如果您多服了免疫抑制药物，服用药物的时间距下次服药间隔小于6 小时，可暂停一次服药。

若在服药后 10 分钟内出现呕吐：补服全量；服药后 10～30 分钟内出现呕吐：补服 1/2；服药后 30～60 分钟内出现呕吐：补服 1/4；60 分钟后不需补服。

13. 心中有数——免疫抑制剂的目标血药浓度值是多少？

移植后时间	他克莫司（纳克/毫升）	环孢素（纳克/毫升）
小于 3 个月	10～15	200～300
3～6 个月	8～12	150～300
大于 6 个月	5～10	150～250

14. 术后会使用五酯类药物来提升他克莫司浓度，会不会是虚的浓度呢？

不是。五酯类药物提升的药物浓度是实际浓度，不是虚的浓度。不过，通常不建议患者用五酯胶囊提高浓度。只有在术后需要超大剂量他克莫司才能达到目标浓度时，甚至这样都无法达到时，才可以考虑使用五酯胶囊。患者使用五酯胶囊后，要增加复查他克莫司浓度的频率。若浓度实在达不到标准，可以考虑更换抗排斥治疗方案，如换成环孢素。

15. 心脏移植后的拦路虎——心脏移植后为什么容易发生感染？

（1）手术创伤破坏了皮肤、黏膜等天然防御屏障，且手术时间长。

（2）术后使用免疫抑制剂，使机体免疫力下降。

（3）术后留置的各种管道为病菌进入提供通道。

16. 未雨绸缪——如何预防感染？

♥勤洗手

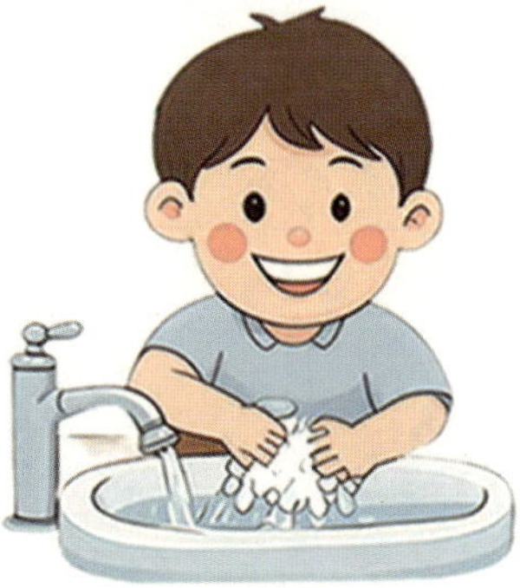

(1)用洗手液、香皂洗手 1 分钟，确保手全面清洗干净，尤其是指甲缝。

(2)吃药前、吃饭前、穿衣服前后、清洗伤口前后、使用洗手间后、喂宠物后都需要洗手。

♥口腔护理

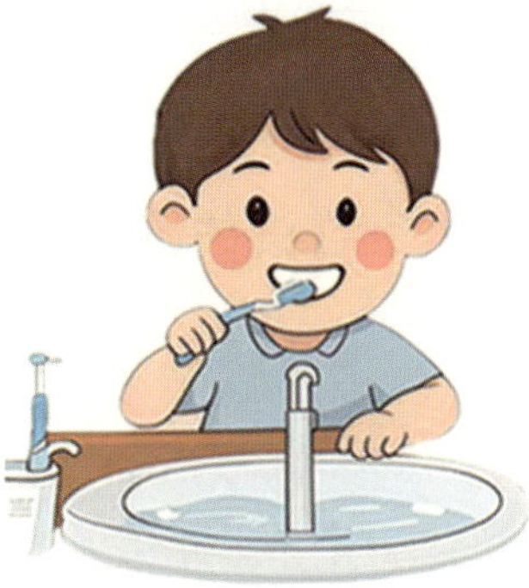

(1)刷牙：每天至少刷牙 2 次，早晚各 1 次。选用刷头小巧、刷毛柔软的牙刷，这样能减少对口腔黏膜和牙龈的损伤。刷牙时力度要轻柔，避免用力过猛导致牙龈出血，为细菌入侵创造机会。一般建议每 1～3个月更换 1 次牙刷，以保证清洁效果。

(2)漱口：遵医嘱选用合适的口腔清洁液，如含氯己定成分的漱口水。这类清洁液具有杀菌、抑菌作用，能有效减少口腔内细菌数量。避免使用含有酒精的漱口水，因其可能刺激口腔黏膜。

♥接触

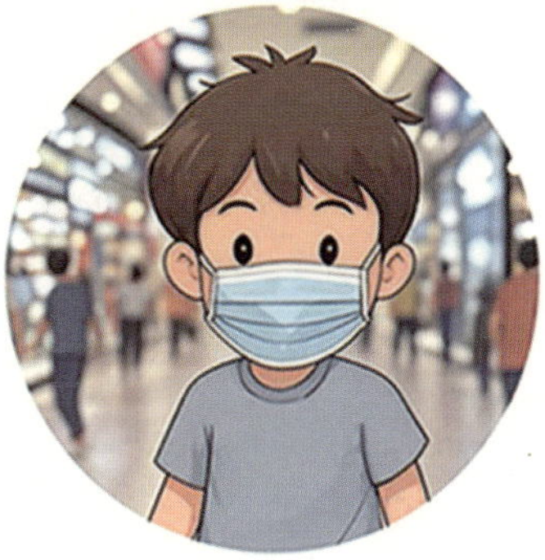

(1)移植后 3～6 个月内，避免去人群拥挤的地方，如商场、电影院等，避免乘坐公交车、地铁。

(2)门诊回访时，佩戴口罩。

(3)远离感冒、发烧以及出现感染的人。

(4)不要使用别人的餐具或水杯。

(5)不要触碰动物的粪便。

(6)远离建筑工地、家庭装修等粉尘或泥土飞扬的区域。

(7)远离家禽养殖场。

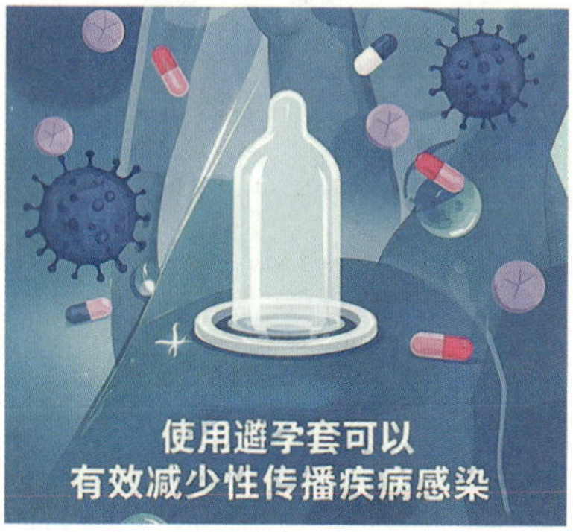

性生活

(1)性生活前后要清洗生殖器。

(2)尽量使用避孕套。

(3)保持一个性伴侣。

(4)任何一方有生殖器疼痛、周围有感染或者有异味分泌物时禁止性生活。

(5)禁止肛交。

17. 感染的症状有哪些?

(1)发热时体温超过 38 摄氏度。

(2)咳嗽、咽喉痛。

(3)尿液浑浊或血尿,以及尿频、尿痛或小便灼烧感。

(4)手术切口处红肿或流出液体。

(5)突然的恶心、呕吐(持续 24 小时以上)、腹泻(24 小时内 3～4 次水样大便)。

(6)出现阴道或阴茎流脓。

患者或家属发现感染迹象和症状时,应及时与医生联系,尽快进行治疗。

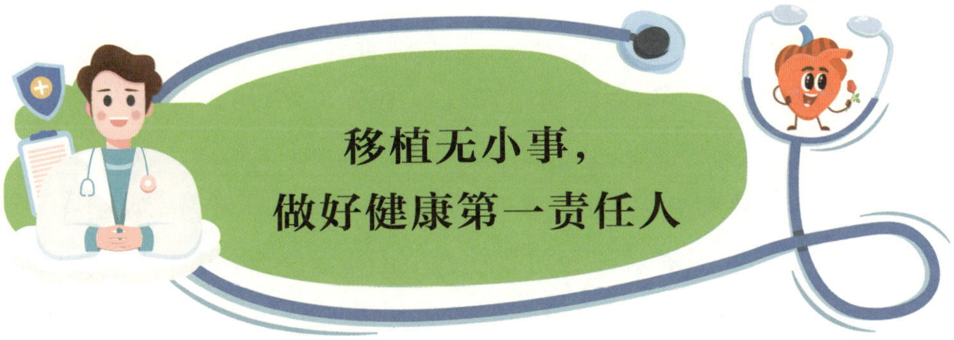

移植无小事，做好健康第一责任人

1. 美味与健康同行——心脏移植后患者饮食有禁忌吗？

心脏移植后，患者应禁食以下食物：

♥刺激性物质

患者应避免摄入酒精、浓茶、咖啡以及辛辣调味品，还应戒烟。这些物质易刺激心脏与血管，引发心率加快、血压波动等状况，不利于术后康复。

♥保健品

患者需谨慎食用海参、西洋参等具有增强免疫力功效的食物与保健品。心脏移植术后，患者需依靠免疫抑制剂来抑制免疫力，而增强免疫力的食物可能会增加排斥风险。

♥西柚及其制品

西柚会对心脏移植患者所服用的抗排斥药物效果产生影响。西柚中含有呋喃香豆素类化合物，这类物质能够抑制人体内细胞色素P4503A4（CYP3A4）的酶活性。而环孢素、他克莫司等大多是通过CYP3A4酶进行代谢的。当患者食用西柚后，西柚中的呋喃香豆素类化合物抑制了CYP3A4酶的活性，使得抗排斥药物的代谢过程受阻，药物在体内的浓度就会异常升高。

♥**高钾食物**

若患者存在血钾偏高的情况，需限制香蕉、橙子等高钾食物的摄入。血钾过高可能影响心脏的正常电生理活动，增加心脏并发症的发生概率。

♥**易致感染食物**

为防止感染，患者应避免进食生鱼、生肉等食物，同时禁止食用变质或未煮熟的食物。心脏移植术后患者免疫力较低，食用此类食物易引发感染，严重时可危及生命。此外，患者还应杜绝暴饮暴食，保持规律的饮食习惯。

2. 心脏移植后患者需要自我监测哪些指标?

患者应监测血压、体温、脉搏、呼吸，同时还要注意体重与腹围的变化。

3. 如何监测血压?

血压是衡量每个人的血管弹性以及心功能的一个指征。患者在测量过程中一定要注意血压测量的"五定"，即定时间、定部位、定体位、定血压计和定人。

(1)定时间：早晨睡醒时或者晚上睡觉前测量，同时必须在服用降压药物前测量，每天1～2次，做好记录，便于复诊时医生查看。

(2)定部位：每次固定测量一侧上臂。

(3)定体位：测量时，固定一个体位，如平卧或坐位。

(4)定血压计：每天使用固定的血压计测量。

(5)定人：若使用的是水银血压计，则应由固定的人测量。

4. 心脏移植后患者为什么要测量体重和腹围?

体重或者腹围的突然增加或减少都可能是病情改变的指征。药物不良反应或者肾功能损害引起的水钠潴留会导致患者体重或者腹围突然增加;而脱水过多会导致体重或者腹围的突然减少,同样对心脏或者肾脏不利。这两种情况都要及时到医院复查。

5. 如何测量体重和腹围?

每周测量体重及腹围2～3次,以便及时发现体重及腹围的改变。测量体重时要用同一个秤,测量的时间一般以晨起排便后空腹测量为宜。腹围的测量,一般在早晨空腹排便后,采用平卧位或者端坐位,穿贴身衣服,平静呼吸,用软尺或者专用三围测量尺测量经脐部一周的长度,测得数据即为腹围,可多次测量取平均值。

6. 心脏移植后患者可以饲养宠物吗?

可以。国外的一些研究证明,饲养宠物可以缓解压力,有利于身心健康。如果患者有养宠物的需求,需要注意以下几点,以降低感染的风险。

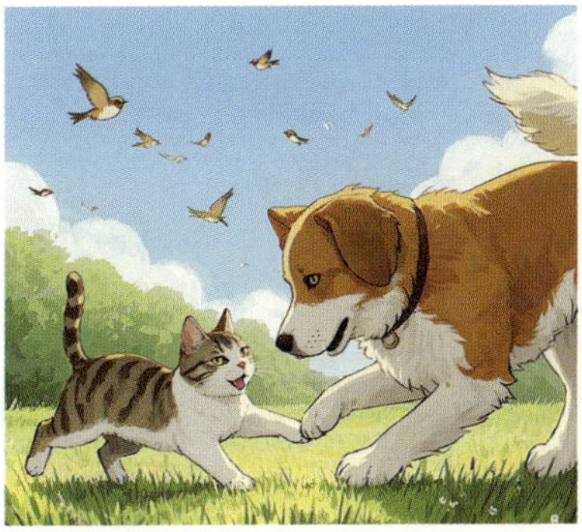

(1)接触宠物后要认真洗手,尤其是进食、进饮或处理食物前。

(2)确保宠物健康,定期给宠物体检,定时接种疫苗,定期给宠物洗澡。宠物生病要尽快找兽医医治。

(3)不要让宠物舔脸。

(4)尽可能避免接触宠物的大小便

及呕吐物。如果不可避免时，要戴口罩、橡胶手套进行接触，用消毒液处理被宠物排泄物污染的区域，处理完后彻底用肥皂或洗手液洗手。

(5)如果被宠物咬伤，必须立即用流动水冲洗伤口，及时到医院处理。

(6)避免接触流浪动物(如流浪狗、流浪猫)或者有病的宠物。

(7)服用免疫抑制剂的移植患者，避免接触乌龟、蜥蜴、蛇等爬行动物，以及避免接触鸡、鸭等家禽。

7. 心脏移植后患者可以种植盆栽吗？

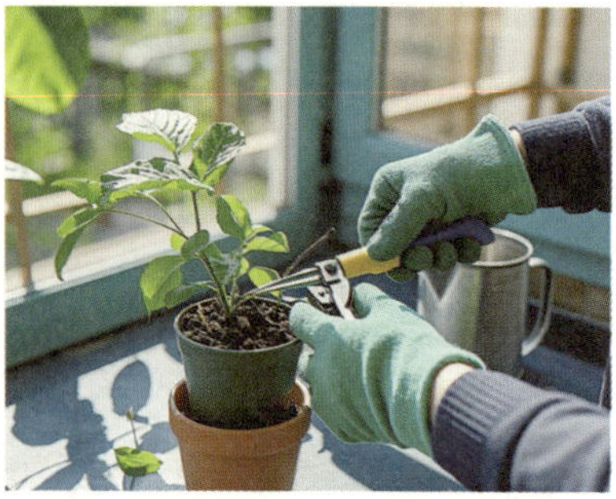

可以，但是建议患者在移植后的3～12个月内避免接触植物和土壤。如果患者在修剪花草的时候不小心受伤，容易感染。建议患者在修剪盆栽和种植植物时戴手套，处理完后洗手。避免在有湿叶或腐烂的有机物旁工作，这类物体易滋生真菌，容易使免疫抑制的人群感染严重的呼吸系统疾病。

8. 心脏移植后患者需要避孕吗？

如果没有生育需求，就需要避孕。通常建议使用避孕套，不推荐使用药物进行避孕。药物避孕会出现并发症、不良反应，而且无法阻止性疾病发生。

9. 心脏移植后患者可以怀孕生子吗？

可以。无论是男性还是女性心脏移植患者，都能够实现生育。不过，对于女性移植患者而言，术后2年内并不适宜生育。

女性移植患者通常不建议怀孕，若有怀孕计划，务必与医生进行充分沟通。这是因为移植患者怀孕需要评估诸多问题，必须确保以下几点：心脏功能稳定、免疫抑制剂血液浓度稳定、肾功能良好、血压正常或者可控等。以此保障孕妇的安全以及胎儿的健康。

在怀孕期间，除了定期进行产检之外，患者还需要定期检查自身各项指标是否正常，这些指标涵盖心肾功能、免疫抑制剂水平、血压以及血糖等。

10. 心肌病患者怀孕前要做遗传基因检测吗？

需要。虽然多数心肌病患者的发病并无遗传学依据，但仍有极少数患者存在家系遗传现象。若夫妻双方计划生育，建议前往专业医疗机构进行基因检测，明确是否携带与心肌病相关的基因。需要注意的是，即便父母双方基因检测结果显示携带相关基因，也不意味着他们的孩子必然会患上心肌病。因此，在孕期通过羊水基因检测，能够更准确地判断胎儿是否存在患心肌病的风险，为优生优育提供有力支持。

11. 心脏移植后患者能接种疫苗吗？

能接种，但是需要注意以下几点：

（1）心脏移植后的患者是不能接种活疫苗的。由于活疫苗中包含一部分减弱的活病毒，移植患者一旦接种，会引起严重的病毒感染。移植者禁止接种的活疫苗包括口服脊髓灰质炎疫苗（糖丸）、麻腮风三联疫苗、水痘病毒疫苗。

（2）有移植中心推荐移植患者接种流感灭活病毒疫苗，该疫苗包含了一年中最常见的三种流感病毒株，接种后可以降低患者患流感的概率，对患者健康有益。在注射疫苗之前，若患者出现发热，最近三个月接受过疫苗注射或者抗排斥冲击疗法的，需要重新选择注射时间。对蛋白质类过敏者、以前注射流感疫苗过敏者、患有吉兰-巴雷综合征者不能接种流感疫苗。

(3)疫苗接种前一定要告知医生病史，经医生同意后方可接种。

12. 为什么心脏移植后患者外出要避免阳光照射？

心脏移植患者患皮肤癌的概率是正常人的 65 倍。因此，患者外出时要避免阳光照射，可以戴口罩、帽子，涂抹防晒霜，使用遮阳伞等，尽量避免在夏季太阳光照最强的时候（上午 10 点到下午 4 点）外出。

13. 心脏移植后患者如何预防骨质疏松？

心脏移植术后的患者比正常人更易患骨质疏松。除了常见的年龄、性别及遗传等因素外，部分抗排斥药物（泼尼松、环孢素以及他克莫司）的服用也会导致骨质疏松。尤其是术后 6～12 个月，这个时期免疫抑制剂的水平很高。患者可以采取以下措施来预防骨质疏松。

预防骨质疏松

（1）摄入营养丰富且均衡的食物，进食富含钙和维生素D的食物。

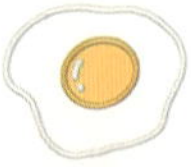

（2）积极规律的体育锻炼。

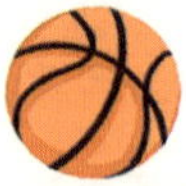

（3）健康的生活方式，戒烟戒酒。

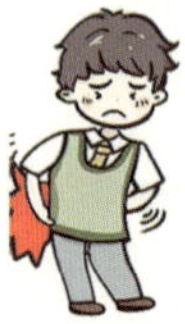

（4）定期行骨密度测试。

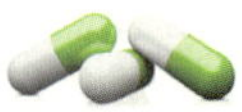

（5）如果诊断有骨质疏松，应遵医嘱服用药物。

14. 心脏移植后多久患者可以运动?

患者应该同医生协商后再进行运动。每个患者都有自己的特异性,所以能开始运动的时间也不一样。一般情况下,移植术后的最初6个月,应避免剧烈运动、搬运重物等。

刚开始的运动一般以散步为宜,同时由于移植的心脏缺少神经支配,运动前要有充分的热身活动。国外的移植中心建议患者要避免摔跤、滑冰、踢足球等易受伤的运动。

运动时要保持平和的心态,不能过度运动。运动过程中若出现以下情况都要引起重视,立即停止运动,及时到医院复查:

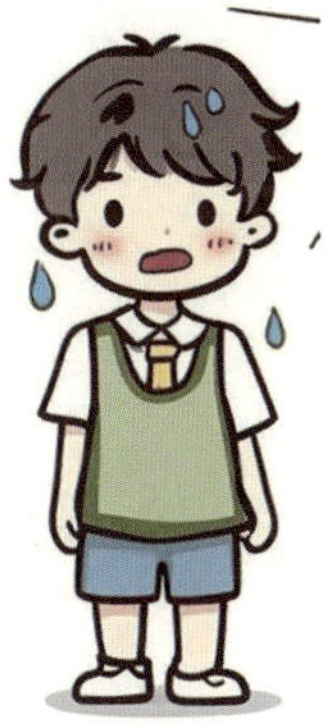

(1)胸部、颈部或者下颌有压力或者疼痛感。

(2)非缺乏睡眠引起的疲劳加重。

(3)异常的呼吸困难。

(4)运动中或者运动后的头晕或者轻微的头痛。

(5)运动中或者运动后持续的心率过快或者心律失常。

15. 心脏移植后患者可以驾驶车辆吗?

可以。关于能否驾驶车辆,这主要取决于患者身体的整体恢复情况,包括体力是否基本恢复,以及判断力、反应速度等是否达到正常水平。

为了确保安全,强烈建议患者在尝试驾驶之前,先向医生进行详细咨询,认真听取医生基于专业判断给出的建议。在准备独立驾驶之前,患者可预先挑选一处道路开阔、车辆和行人都比较少的路段进行练习,以便熟悉驾驶操作并适应驾驶状态。当患者首次开始单独驾驶时,最好邀请一位经验丰富的人陪同,这样一旦遇到突发状况,也能及时得到帮助和妥善处理。

16. 心脏移植后患者可以拔牙吗?

患者只要没有禁忌证就可以拔牙。若患者出现牙周的疼痛,一定及时就医,以免导致感染加重。

17. 心脏移植后患者如何预防口腔溃疡?

心脏移植后,患者可能会出现口腔溃疡。术后早期,建议患者使用氯己定或小苏打溶液漱口,预防口腔的感染,减少口腔细菌的定植。另外,患者不要吃太过于辛辣、尖锐的食物,以减少口腔破溃的风险。

18. 心脏移植后患者为什么会出现视力下降?

一般是由于抗排斥药物所致,尤其他克莫司,其不良反应就会导致视物模糊。如果患者出现此情况,应去眼科做眼底检查,以排除视网膜相关的病变,以及晶状体或者玻璃体的病变。如果排除了这些器质性的原因以后,可确定单纯的视物模糊与药物有相关性,下调药物浓度后会缓解。

19. 心脏移植后患者应多久复查一次?

术后时间	复查频率
第 1 个月	7～10 天 1 次
第 2～3 个月	14 天 1 次
第 4～12 个月	1 个月 1 次
1 年以后	3～6 个月 1 次

如出现免疫抑制剂血药浓度不稳定、发热、感染、排斥反应等不良反应，要增加复查的频率。

20. 心脏移植术后患者复查都需要检查哪些项目？

心脏移植术后随访时间安排

时间	1周	2周	3周	4周	5周	6周	7周	8周	10周	3个月	4个月	5个月	6个月	7个月	8个月	9个月	10个月	11个月	1年	1年3个月	1年6个月	1年9个月	2～5年	>5年
心脏移植医生随访			√	√		√		√		√	√	√	√	√	√	√	√	√	√	√	√	√	√	
实验室检查			√	√		√		√		√	√	√	√	√	√	√	√	√	√	√	√	√	√	√
心电图			√			√		√		√			√		√				√		√		√	√
超声心动图			√	√		√		√		√			√		√				√		√		√	√
生物标志物	√	√	√	√		√		√	√	√	√	√	√			√			√				√	
右心检查	√			√						√			√						√				√	√
多巴酚丁胺回声/SPECT/CTA	第五年开始每年1次																							
心脏核磁										√			√						√				√	
巨细胞病毒	√			√				√		√	√	√	√	√	√	√	√	√	√				√	√
冠状动脉造影																			√				√	
24小时尿蛋白																			√				√	√
肿瘤筛查																			√					
X线片																			√				√	√
PSA																			√				√	√
PRA(DSA)				√						√			√						√				√	√
骨密度																			√				√	√
心肺运动试验													√						√				√	√
内分泌检查													√						√				√	√
皮肤癌筛查													√						√				√	√
口腔科检查													√						√		√		√	√

21. 如果患者复查时出现了 PRA 抗体阳性，是不是表示出现了排斥反应？

如果产生了 PRA，也不代表一定会出现排斥反应，但是要警惕，这个时候可能需要增加一些抗排斥药物的剂量，或者是更改抗排斥的方案，必要时可进行血浆置换、免疫吸附治疗。

22. 心脏移植后患者为什么要定期进行口腔检查？

心脏移植后，患者会服用免疫抑制剂，细菌、真菌更容易在口腔内引起感染，患者患上牙龈疾病、龋齿、口腔溃疡等疾病的风险增加。因此，患者应当每天早晚刷牙，饭后漱口，每 6 个月常规进行口腔检查。如发现问题，需要增加检查的次数。

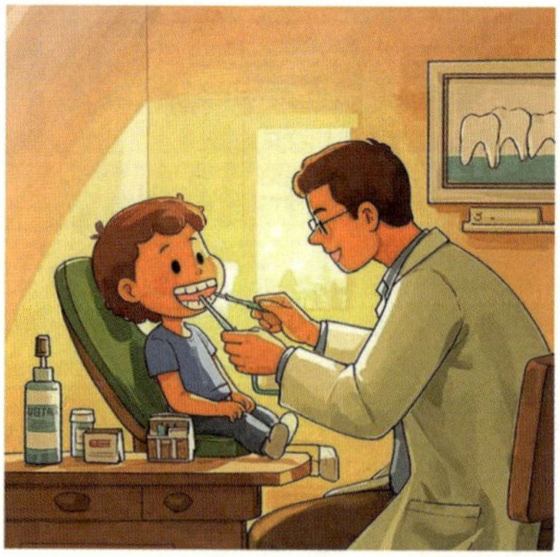

23. 心脏移植后血压、血糖、尿酸、血脂的标准是什么？

心脏移植后出现的“四高”，即代谢综合征。一般来说需要用药物去控制，以维持在一个相对正常的指标。建议血压要控制在

140/90 毫米汞柱(1 毫米汞柱≈0.133 千帕)以下;空腹血糖控制在7.0 毫摩尔/升以下,餐后血糖在10.0 毫摩尔/升以下,糖化血红蛋白应小于 7.0%,高龄、基础情况较差者可适当放宽,应避免低血糖;尿酸男性要控制在420 微摩尔/升以下,女性要控制在 360 微摩尔/升以下;建议血脂控制在总胆固醇(TC)5.2 毫摩尔/升以下,低密度脂蛋白胆固醇(LDL-C)小于 2.6 毫摩尔/升,但对于高危患者(如合并糖尿病等)低密度脂蛋白胆固醇应小于 1.8 毫摩尔/升,甘油三酯(TG)小于1.7 毫摩尔/升。

24. 患者能不能进行二次心脏移植?

这要看患者的具体情况,出现以下三种情况会考虑二次心脏移植:

(1)急性移植物衰竭,应用辅助装置几天后,移植心脏仍没有恢复,这种情况就要考虑二次移植。

(2)移植物引起冠心病,冠脉严重狭窄,影响患者的正常生活。

(3)极少数发生排斥反应的患者,心功能下降,最后可能也要考虑二次移植。

二次移植会比第一次心脏移植风险更大。除了排斥反应、感染、肾功能不全及多脏器功能衰竭等因素外,有些患者第一次移植后会出现一个抗体阳性,二次移植的时候不好配型,更容易发生排斥反应。

新肝宝贝

——认识肝移植

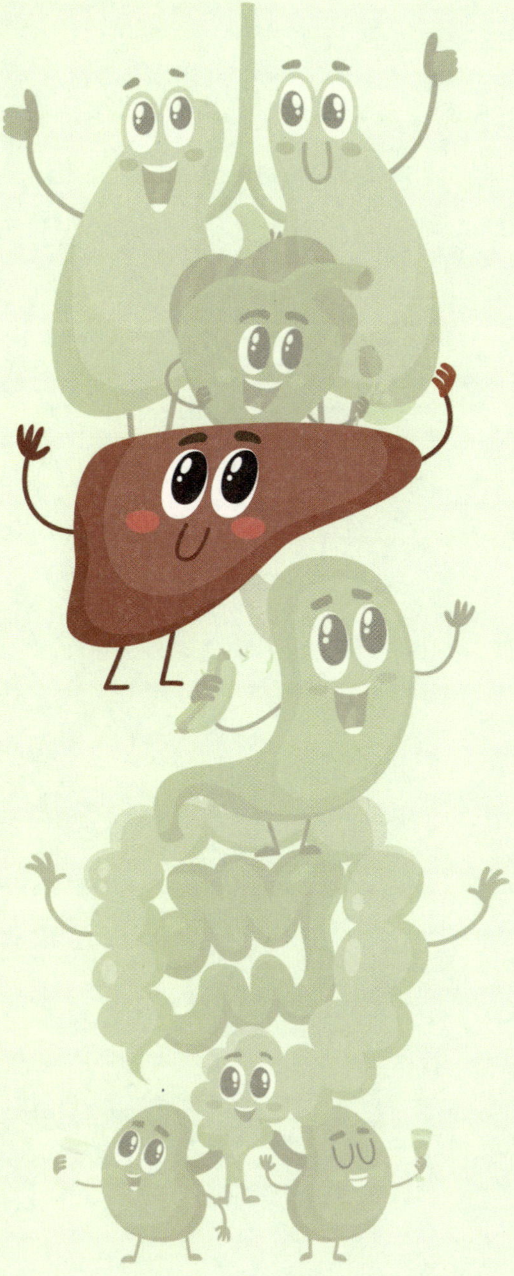

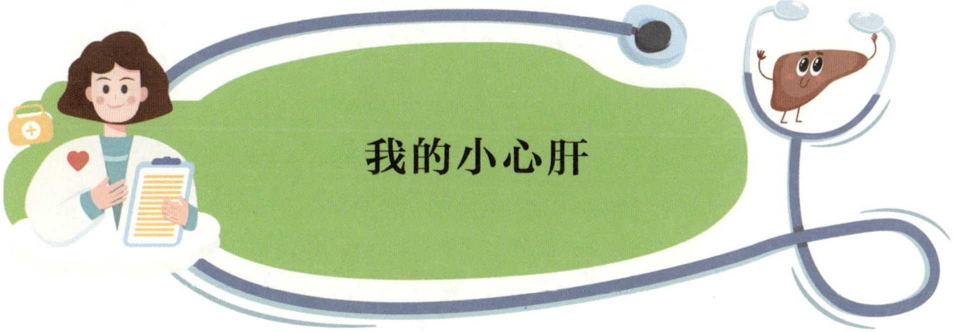

我的小心肝

1. 肝脏的“超能力”——肝脏有哪些功能？

肝脏是人体最大、血管极为丰富的实质性器官，主要位于右季肋区和腹上区，由肝动脉和肝门静脉双重血液供应。肝脏是人体巨大的“生化工厂”，具有解毒、代谢、免疫防御、凝血、分泌胆汁等功能，并有强大的再生能力。

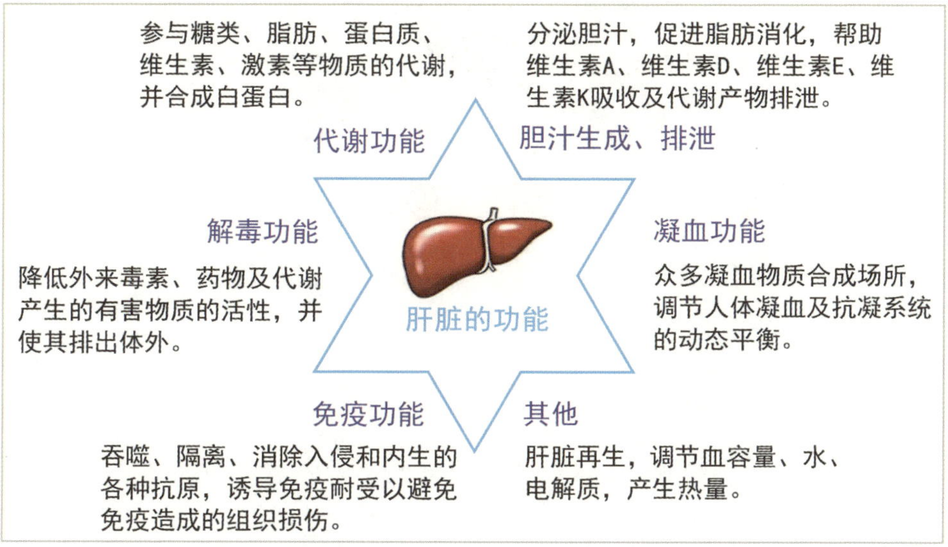

虽然肝脏功能强大，但有很多“天敌”。肝脏最怕的敌人是甲、乙、

丙、丁、戊型肝炎病毒，其次是酒精、滥用的保健药品、脂肪堆积等。每一次吸烟酗酒、暴饮暴食，以及吃下的每一块霉变食物、乱用的每一颗药、熬的每一个夜都会让肝脏“生病”。肝脏是一个没有痛感的器官，成就了肝脏“隐忍”的性格，也是它的致命弱点。

2. 肝脏病得面目全非——肝脏生病了有哪些表现？

肝脏作为“哑巴”器官，早期“生病”时通常无特殊症状。早期患者多表现为乏力、纳差、肝区不适等，也可无任何不适。中晚期患者则会出现多脏器受损，导致全身症状，主要表现为全身黄疸、皮肤瘙痒和反复出现瘀斑，以及腹胀、尿液颜色加深、大便颜色变浅，严重时还会引起消化道出血、意识模糊等。

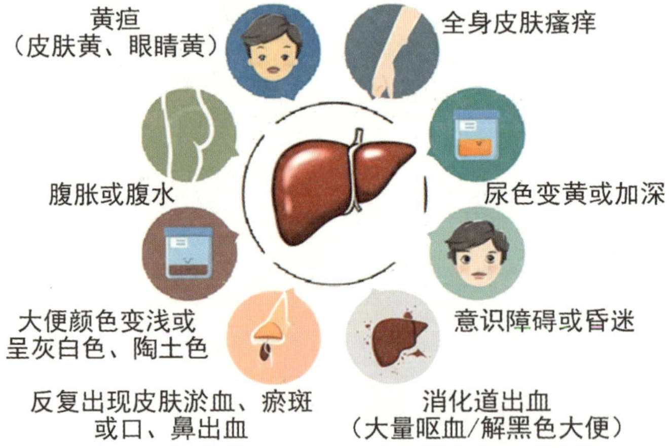

3. 从肝炎到肝癌只需三步——肝炎怎么就变成肝癌了？

肝癌患者通常会经历肝炎→肝硬化→肝癌的“三部曲”病程。肝炎患者肝细胞的再生速度小于死亡速度，受伤的肝区会结痂形成瘢痕。瘢痕越来越多，肝脏就越来越硬，受损肝细胞多数已不可逆，就发展为肝硬化阶段，最终变为肝癌。

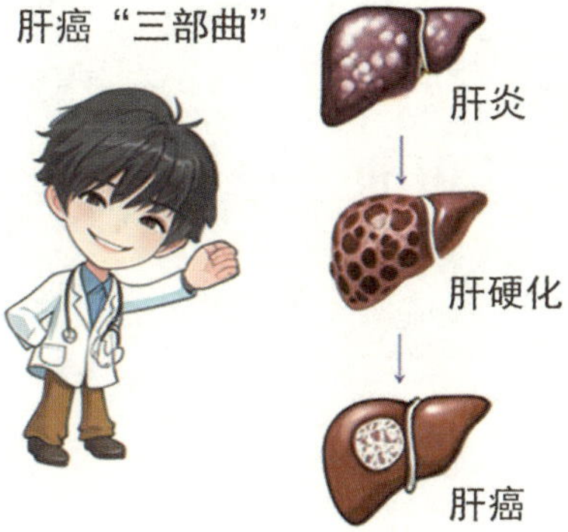

4. 我已肝脑涂地——终末期肝病指什么？

各种肝脏损害导致的肝病晚期阶段称为终末期肝病（ESLD），包括各种慢性肝病的终末期阶段、慢加急性肝衰竭（ACLF）、肝硬化急性失代偿（ADC）、慢性肝功能衰竭（CLF）和肝细胞癌。终末期肝病患者会出现一系列失代偿期相关并发症，包括腹水、消化道出血、肝肾综合征（HRS）和肝性脑病。在我国，肝移植是治疗终末期肝病患者的唯一有效手段。

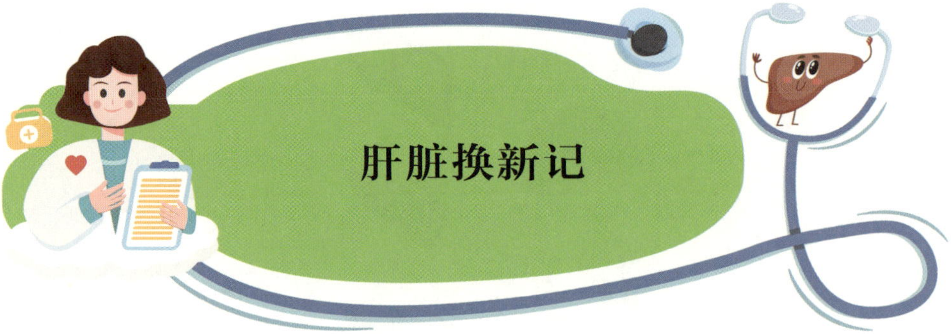

肝脏换新记

1. 谁能与我同“肝”共苦——如何申请肝移植供体?

确定要做肝脏移植的患者必须在中国人体器官分配与共享计算机系统(COTRS)登记,有新的供体产生时系统会自动匹配各条件合适的患者,根据排队顺序进行分配,等待时间可能短至数天,长至数月。那新的肝脏是从哪来呢?公民自愿捐献是我国器官移植唯一合法器官来源。

2. 当生命需要“肝”预——哪些患者可以进行肝移植?

♥肝实质性疾病患者

(1)终末期肝硬化是肝移植的主要适应证,包括病毒性肝炎肝硬化、酒精性肝硬化、自身免疫性肝炎肝硬化。

(2)急性肝功能衰竭,指起病 4 周内发生的肝功能衰竭,以肝性脑病为重要特征,该病患者可进行肝脏移植。

(3)终末期非酒精性脂肪性肝病(NAFLD)者,可考虑行肝移植术,但仅作为延长患者生命的手段。

(4)其他如先天性肝纤维化、囊性纤维化肝病、多囊肝、新生儿肝炎、肝棘球蚴病(包虫病)、布-加氏综合征和严重的复杂肝外伤等患者也可进行肝脏移植。

♥胆汁淤积性肝病患者

其包括行肝肛门空肠吻合术（Kasai 手术）无效的先天性胆道闭锁患者、先天性肝内胆管扩张症、原发性胆汁性肝硬化、原发性硬化性胆管炎、家族性胆汁淤积病、广泛肝内胆管结石和继发性胆汁性肝硬化等。

♥先天性代谢性肝病患者

其包括肝豆状核变性、酪氨酸血症、血色素沉积症、家族性高胆固醇血症、鸟氨酸氨甲酰基转移酶缺乏症等。

♥肝脏肿瘤患者

肝脏良性肿瘤包括肝巨大血管瘤、肝多发性腺瘤病和多囊肝等；原发性肝脏恶性肿瘤包括肝细胞癌（HCC）、胆管细胞癌、肝血管内皮肉瘤、肝囊腺癌、平滑肌肉瘤和黑色素瘤等，范围广泛或伴有重度肝硬化而肝外尚无转移者可施行肝移植。

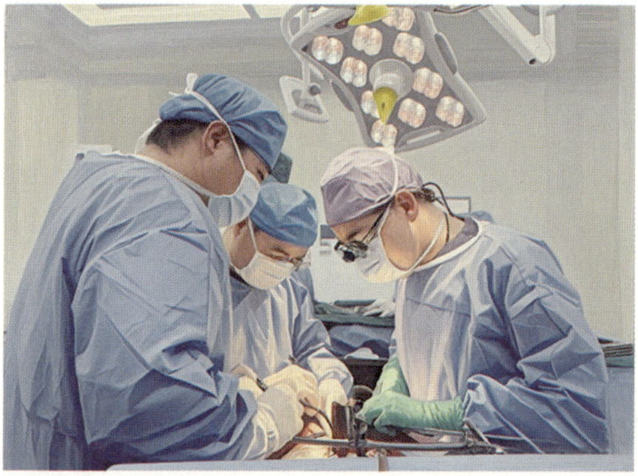

3. 哪些患者不能进行肝移植？

存在绝对禁忌证的患者，如难以根治的肝外恶性肿瘤，难以控制的感染（包括细菌、真菌和病毒感染），严重的心、肺、脑和肾等重要器官实质性病变，难以控制的心理或精神疾病，难以戒除的酗酒或吸毒。

存在相对禁忌证的患者，如年龄超过 70 岁、依从性差、有门静脉血栓形成或门静脉海绵样变、有 HIV 感染、既往有精神疾病史。

4. “新”肝守护——肝移植前有哪些准备工作？

术前检查

（1）辅助检查

1）常规检查：心电图、胸部 X 线、心脏和腹部彩色多普勒超声（含门静脉血流测定）、腹部增强 CT。肿瘤患者还应行胸部 CT、头颅 MRI 或 CT 及全身骨扫描、胃十二指肠镜检查。

2）选择性检查：肝癌肝外转移不能明确者可选择行正电子层析 CT（PET-CT）检查；心电图异常或有心脏病病史、体征的受者，可选择行动态心电图、运动平板试验，以及冠状动脉 CT 血管成像或冠状动脉造影；60 岁以上或有心肺疾病（肝肺综合征和门静脉性肺动脉高压）者，行肺功能测定。

（2）实验室检查

1）常规检查：血常规、尿和大便常规、肝肾功能、电解质、血糖和血脂、凝血功能、血气分析、乙型肝炎病毒（HBV）标志物和乙型肝炎病毒脱氧核糖核酸（HBV-DNA）、丙型肝炎病毒抗体（抗 HCV）和丙型肝炎病毒核糖核酸（HCV-RNA）、人类免疫缺陷病毒抗体（HIV-抗体）、梅毒抗体以及巨细胞病毒抗体（CMV 抗体）等。

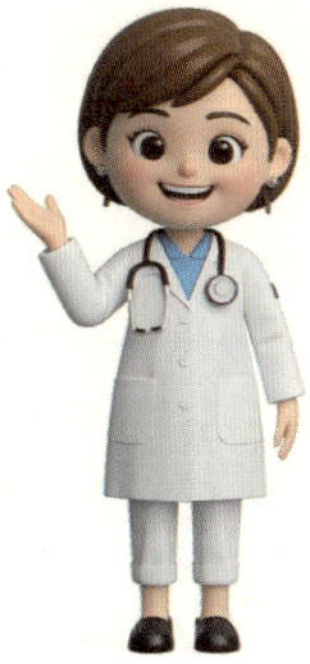

2）选择性检查：尿糖和（或）空腹血糖异常者行餐后 2 小时血糖试验、糖耐量试验，以及糖化血红蛋白、胰岛素分泌功能和 C 肽分泌功能等检测。有结核病史或怀疑结核病者

行结核菌素纯蛋白衍生物试验、结核分枝杆菌分离染色、结核分枝杆菌培养和结核 T 斑点试验等。另外，还可进行他克莫司或环孢素药物基因组学和代谢检测。

3）肿瘤标志物：甲胎蛋白（AFP）、癌胚抗原、异常凝血酶原、糖类抗原 19-9 和糖类抗原 125 等。

4）有感染病史并应用抗生素者，可行真菌抗原、衣原体和支原体等相关筛查。

5）其他相关病毒学检查，如 EB 病毒、风疹病毒和麻疹病毒等。

5. “肝”货满满——肝移植的手术方式有哪些？

♥经典原位肝移植

切除受者的病肝及肝后下腔静脉，利用供者肝后下腔静脉与受者下腔静脉上下端的残端行端端吻合。

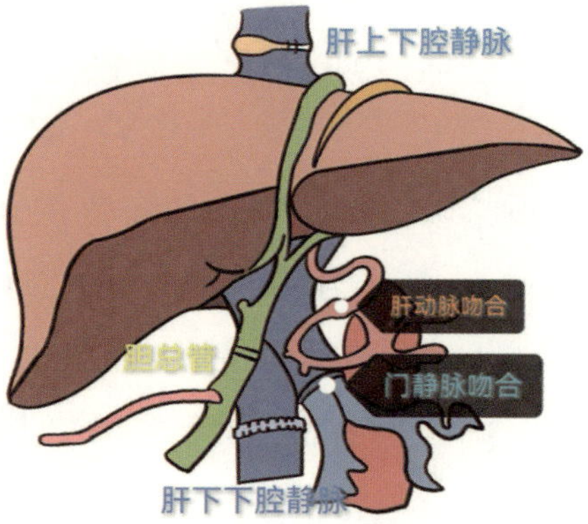

♥背驮式肝移植

保留受者肝后下腔静脉的前提下切除全部病肝，供肝下腔静脉近端与受者下腔静脉行端侧吻合，远端进行缝扎。

♥改良背驮式肝移植

与背驮式肝移植的区别在于把供肝的下腔静脉和受者的三支肝

静脉开口，分别扩大成相同形状的三角形开口进行吻合，有利于流出道的畅通。

♥劈离式肝移植

完整的供肝分成可独立发挥功能的两部分肝脏，同时移植给两个受者。劈离式肝移植可以有效扩大供肝来源、减少患者移植等待时间。

♥多米诺肝移植

将第一位肝移植受者切除的肝脏作为供肝给第二位移植受者使用，因类似于多米诺骨牌而得名。第一位受者切除的肝脏除了具有某种功能缺陷（通常为某种酶缺陷）外，具有基本正常的形态和其他重要生理功能，而且第二位受者不会因为接受了多米诺供肝而产生异常病理生理缺陷。

♥双供者肝活体肝移植

切取两位供者的部分肝脏供给一个体重较重的受者，在满足受者需要的条件下，保证每一个供者的残余肝体积，以减小供者术后风险，在符合伦理及充分医学评估后，可明显降低供受者安全风险。

♥辅助性肝移植

保留部分或整个受者原肝的情况下移植供肝，适用于某些酶缺失的代谢性肝病的治疗。大部分为原位辅助性肝移植，供肝通常为活体肝移植或劈离式肝移植捐献的部分肝脏。供者肝脏可弥补受者肝脏的缺陷，而受者肝脏仍具备部分功能，且不会对受者造成不良影响。

6. 打开"生门"——肝移植术后患者需要入住监护室吗？

肝移植作为普外科手术中最复杂、时间最长、手术难度最大的手术，患者术后常规带气管插管返回，普通病房已无法满足治疗需要，所以肝移植术后患者需要入住重症监护病房（ICU）或者肝移植监护病房。其每一个床单元都配备一套完备的高级生命支持系统，为患者筑起生命的堡垒。其独立的空间设计如同 VIP 套房，独立卫生间、空气净化系统、温湿度调节系统为预防感染筑起一道城墙；心电监护系统、呼吸机、输液系统为患者保驾护航；防压疮气垫、动静脉气压泵为患者在预防压疮、血栓上提供支持；血气分析仪、多普勒超声等实时关注着患者的风吹草动；可以随意变换体位的电动床同样会满足患者的各种体位需求。

7. 新肝的三头六臂——肝移植术后患者有哪些管路？

肝移植术后患者从头到脚有各种管路。鼻胃管是普外科手术最常见的管路，紧接着是呼吸机接气管插管辅助呼吸，颈部多是两条深静脉置管保障输液通畅，腹腔内肝周常规三根引流管分散左右，对于不同的患者 T 型管也偶有出现，右桡动脉置管可实时监测血压，左侧外周静脉输液通路保障血制品的输注，最后一根尿管作为收尾，各种管路复杂而有序地被妥善固定于身体及四肢左右，如同三头六臂。

8. 新肝守护神——肝移植术后患者需要使用免疫抑制剂吗？

肝移植术后免疫抑制剂是新肝的“守护神”。各移植中心一般采用以钙调神经磷酸酶抑制剂（CNI）为基础的免疫抑制方案，联合霉酚酸酯等抗增殖类药物和（或）糖皮质激素。常用的三联免疫抑制方案为 CNI＋霉酚酸酯＋糖皮质激素，常用的二联免疫抑制方案为 CNI＋霉酚酸酯/糖皮质激素。大多数肝移植中心主要采用以 CNI 为基础的联合免疫抑制治疗。

免疫抑制剂服用的注意事项

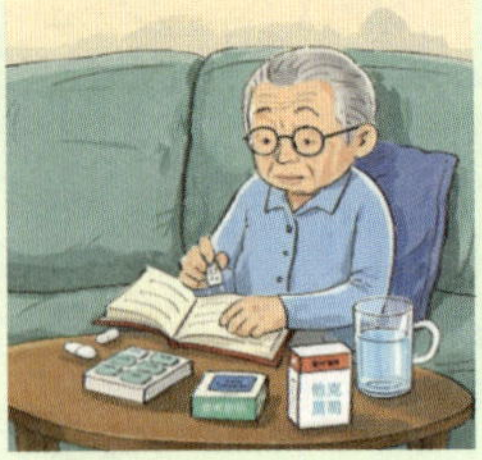

- 必须终身服用免疫抑制剂。
- 应严格按医嘱服药，不轻信他人劝告，切勿自行更改或加药、减药。
- 应高度关注免疫抑制剂药物浓度。
- 不擅自服用中药和膳食补充剂。
- 慎用布洛芬、萘普生和其他任何非甾体抗炎药。

漏服药物后要怎样做？

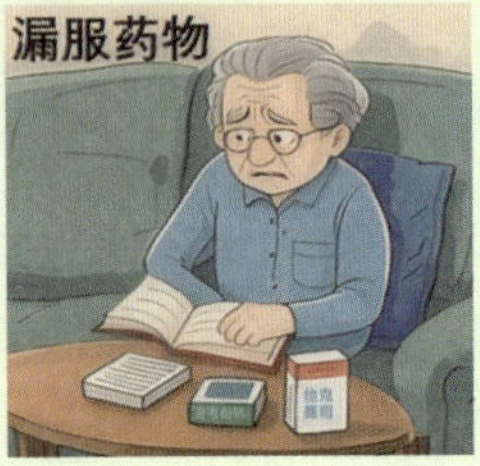

- 如果漏服时间距离下次服药在 4 小时之内，则无需补服，下次正常服药。
- 如果漏服时间距离下次服药在 4～6 小时之间，则立即按原剂量补服，在下次服药时减少一半剂量。
- 如果漏服时间距离下次服药大于 6 个小时，则尽量补服，将下次服药时间适当推迟，两次服药时间间隔不少于 8 小时。

免疫抑制剂服用后呕吐

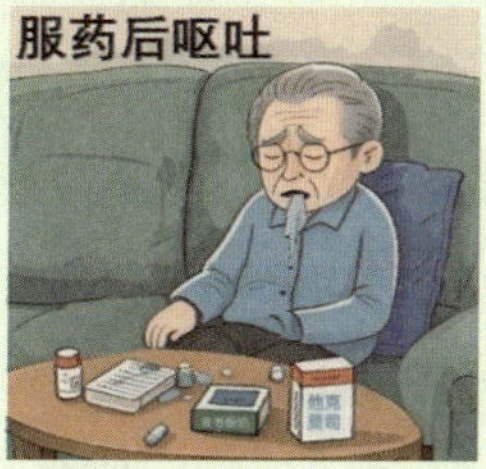

- 在服用免疫抑制剂后 0～10 分钟内呕吐，加服全量。
- 在服用免疫抑制剂后 10～30 分钟内呕吐，加服 1/2。
- 在服用免疫抑制剂后 30～60 分钟内呕吐，加服 1/4。
- 在服用免疫抑制剂后 60 分钟后呕吐，无需补服。

免疫抑制剂服用后腹泻

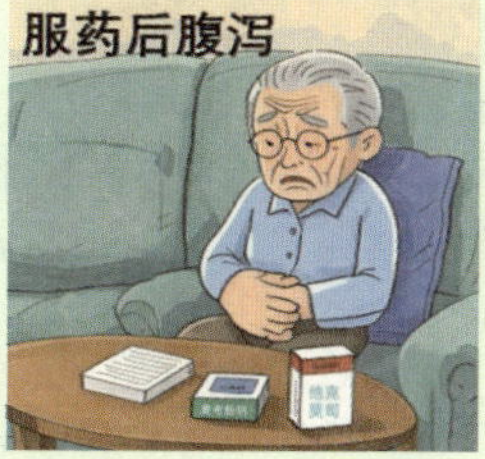

- 若为水样便，平均 5～6 次/日，则需追加 1/2 剂量。
- 若为水样便，平均每日小于 3 次，需增加 1/4 剂量。
- 若为糊状软便，则无需追加。

9. 爱的供养——肝移植术后患者饮食需注意什么？

肝移植后的患者在家里可是“大熊猫”一样的存在，那是不是山珍海味、十全大补汤都要安排上？错！这是万万不可以的，那肝移植后的患者应该吃什么呢？

♥补水、补钙、补蛋白质

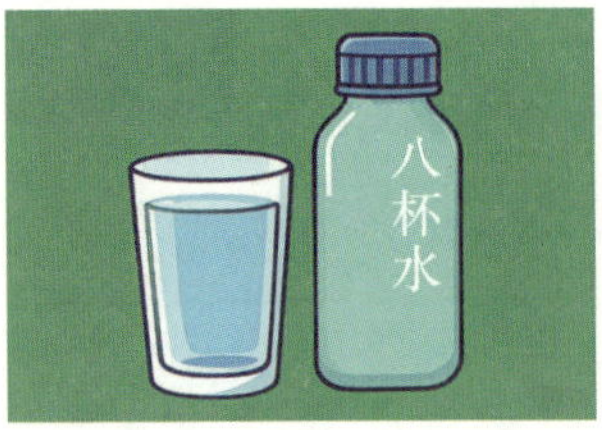

补水

每日足量饮水有助于促进新陈代谢，建议患者每日 8 杯水（2000 毫升），忌喝咖啡、浓茶等饮品。

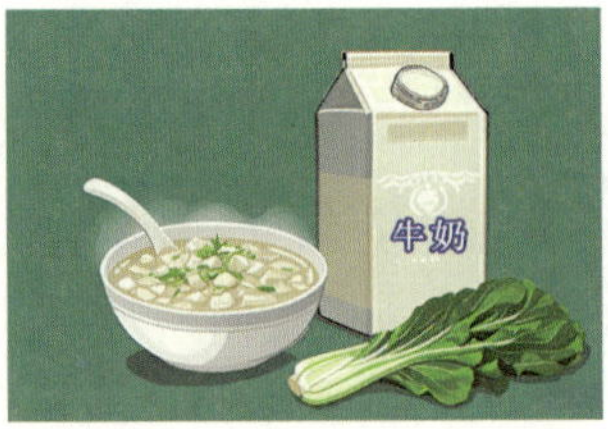

补钙

吃含钙丰富的食品，如奶制品、虾皮、浓骨头汤及绿叶蔬菜等，多晒太阳补维生素 D，促进钙吸收；烹饪时可适量添加食醋增加钙的溶解。

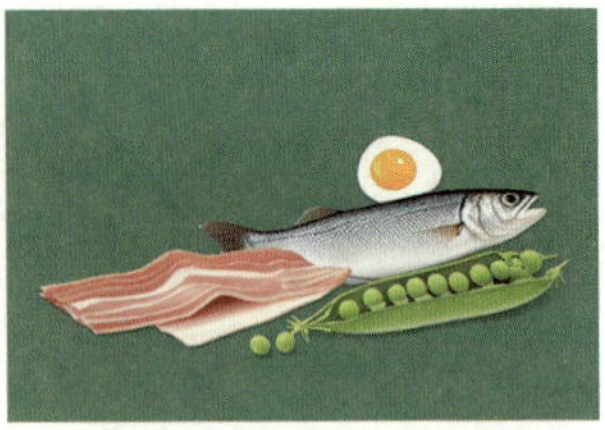

优质蛋白质

鱼、肉、奶、蛋中富含动物蛋白，豆制品、豆类中富含植物蛋白，不宜过多摄入，以免增加肝脏负担，影响肝功。

♥限盐、限糖、控油脂

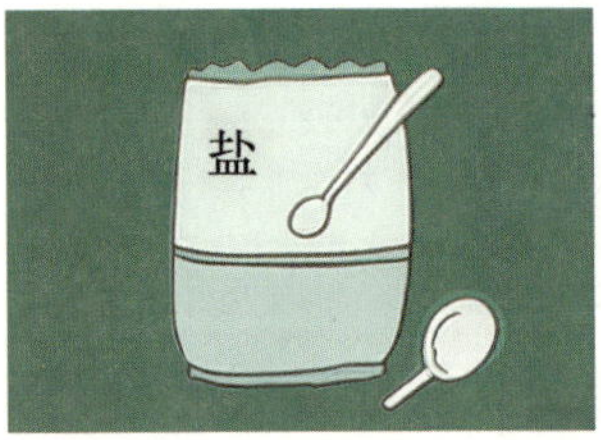

限盐

术后早期及康复期建议患者进行低盐饮食，以每日摄入 3～4 克盐为宜。如有高血压、水肿等情况的患者需严格控制，无高血压、水肿者，可适当增加钠盐摄取量，但每天不宜超过 6 克。

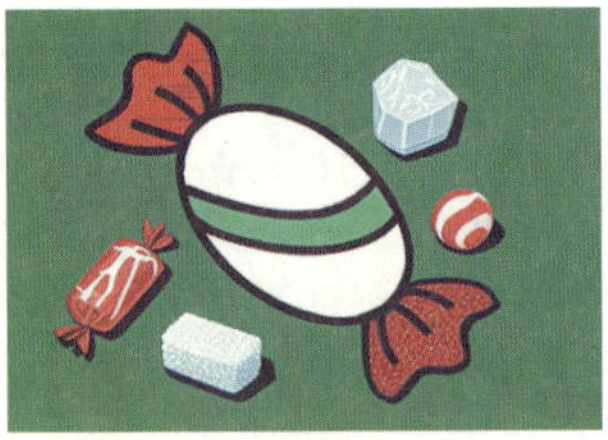

限糖

常用免疫抑制剂如糖皮质激素、他克莫司、环孢素等会引起血糖升高，血糖过高会影响术后肝功及伤口恢复，并增加心血管系统的负担。因此，建议患者少吃甜食，每日水果摄入量不超过 250 克。

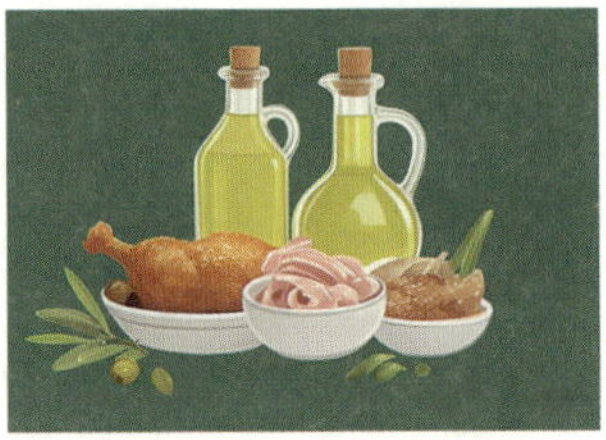

控油脂

患者需严格控制脂类摄入，血脂过高会加速动脉粥样硬化形成，诱发心脑血管疾病，且常用免疫抑制剂本身也可引起高脂血症。建议患者清淡饮食，远离油炸食品，减少动物类油脂的摄入。

♥禁烟酒、限大补、防感染

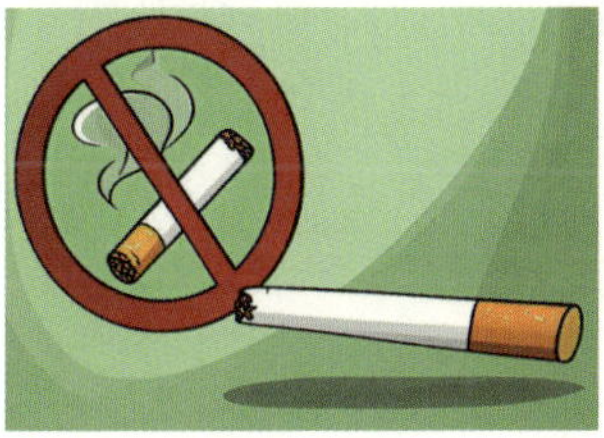

禁烟

禁烟禁酒，减少肝脏的负担。另外，患者还需避免一切可能增加肝脏负担的因素，如熬夜、剧烈运动、滥用药物等。

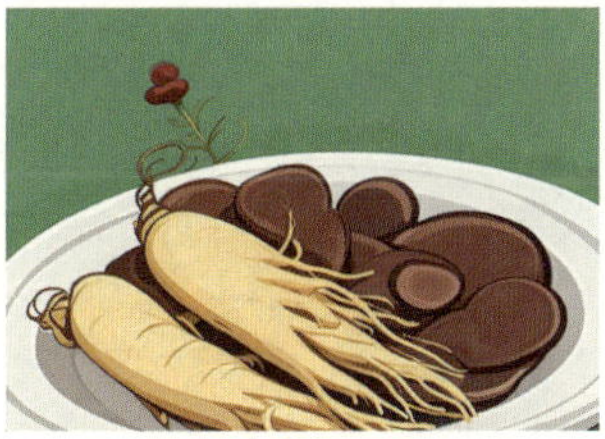

限补

忌用可提高免疫功能的食物及保健品，如木耳、香菇等菌菇类食物，红枣、蜂蜜、蜂王浆及人参等保健品，以免引起排斥反应。

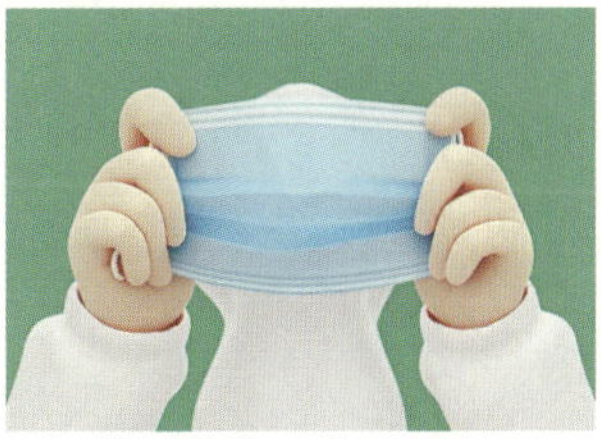

防感染

俗话说“病从口入”，肝移植术后患者免疫力低下，极易受到外部病原体侵袭。而暴饮暴食、食用过期或变质食物、饮用生水、食用生鱼生肉，都可能增加胃肠道感染风险。

10. 生命在于运动——肝移植后患者应如何进行康复运动？

近年来，随着加速康复外科理念在临床上广泛应用，术后早期活动对促进胃肠道功能恢复、促进血液循环、缩短术后住院时间、尽快恢复自理能力等有着重要作用。肝移植后在病情允许的情况下，应该尽量采取半坐卧位，这样有利于腹腔内渗出液的充分引流，也可使胸廓活动更为充分，从而起到预防肺部感染，以及预防膈下积液和腹腔积液感染的作用。

♥院内运动

患者首次下床活动时应遵循以下三个步骤：第一步，抬高床头 45～60 度，取半坐卧位 3～5 分钟；第二步，床边坐起 3～5 分钟；第三步，在家属的搀扶下下床活动，站立 3～5 分钟，避免起床过急，导致体位性低血压引起跌倒，活动量以病情可耐受为宜。

术后住院期间护理人员会对患者的自理能力、肌力、疼痛等进行评分，根据患者的评估结果进行运动处方的执行，各种活动不宜劳累，活动时注意保护引流管，避免牵拉和反流，并防范体位性低血压的出现。

♥居家运动

患者在术后6个月内不建议做任何高强度运动；在术后1个月时可以适当进行一些轻度运动，如散步等；在术后3个月时适当进行一些中度运动，如慢跑、打太极拳等；在术后1年时坚持有氧运动，如游泳、跳舞等。

11. 肝移植后患者可以接种疫苗吗？

肝移植患者由于长期应用免疫抑制剂，导致机体处于免疫抑制状态，容易感染各种病原体，适时接种疫苗有助于提高机体抵抗力、预防感染，进而保护移植器官。

肝移植后患者可以（允许）接种的疫苗为灭活疫苗（如流感疫苗、乙脑灭活疫苗、百日咳疫苗、脊髓灰质炎疫苗、甲肝灭活疫苗等）、类毒素疫苗（如破伤风和白喉疫苗）和次单元疫苗（如流行性脑脊髓膜炎疫苗、乙肝疫苗、B型流感嗜血杆菌结合疫苗、脑膜炎球菌结合疫苗、肺炎球菌结合疫苗）。

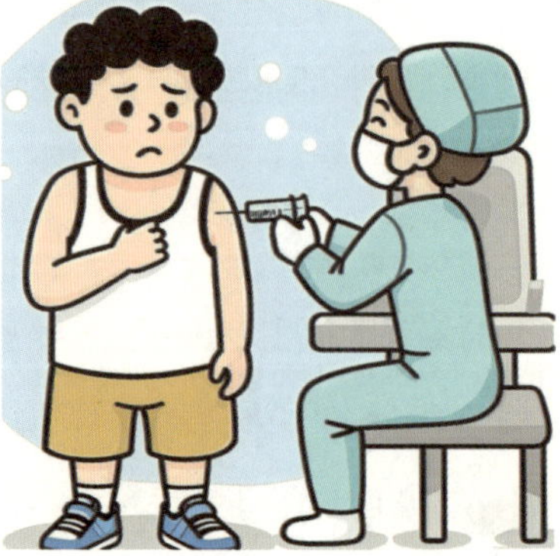

肝移植术后受者不可以(禁止)接种的疫苗为减毒活疫苗，如麻疹疫苗、风疹疫苗、腮腺炎疫苗、甲肝减毒活疫苗、风疹减毒活疫苗、水痘活疫苗、卡介苗、轮状病毒疫苗、乙脑减毒活疫苗、炭疽减毒活疫苗等。

肝移植患者疫苗接种的成功概率偏低。例如乙肝疫苗，正常人的接种应答率超过 90%，而肝移植受者的应答率一般不超过 50%。因此，肝移植患者可以反复多次尝试疫苗接种。

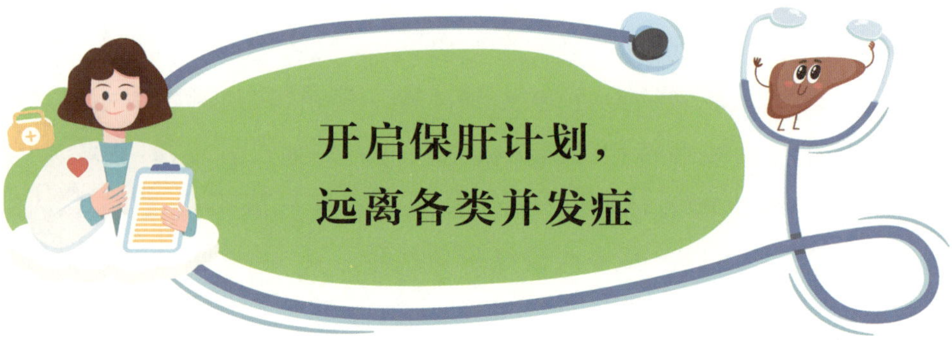

开启保肝计划，远离各类并发症

1. 看得见的“信号”——如何及时发现出血？

出血是肝移植手术最常见的并发症。肝移植后常规放置三根腹腔引流管，均在重要血管吻合的位置，如果引流管内持续有温热的鲜红色血性引流液流出，并伴有突然的心率增快、血压降低，实验室检查血红蛋白进行性下降，应重点考虑术后出血的可能。术后出血可发生于任何时期，但多发生于术后 48 小时内。对于手术因素导致的出血，及时进行再次手术止血是最有效的处理方法。清除腹腔内积血，明确出血部位和原因，进行彻底手术止血，一般均能取得良好效果。

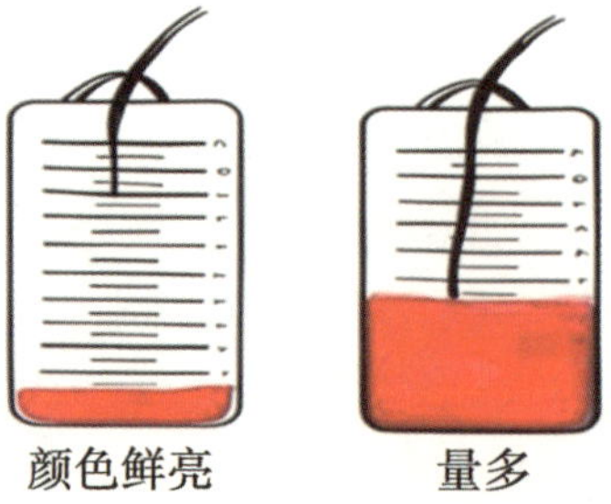

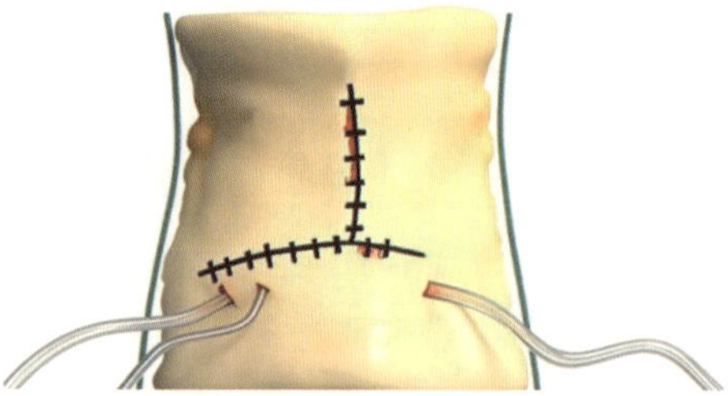

2. 血管并发症的发生率高吗？

肝移植术后血管并发症是影响移植肝功能和受者预后的重要危

险因素之一，其发生率为8.0%～15.0%。肝移植后一旦发生血管并发症，势必会影响肝脏血管的通畅，进而引起肝功能受损，甚至造成移植肝失功能。因此，对肝移植后血管并发症必须予以重视，积极治疗。

依据病变血管的类型，肝移植后血管并发症可以分为肝动脉相关并发症（主要包括肝动脉血栓形成、肝动脉狭窄及肝动脉假性动脉瘤）、门静脉相关并发症（主要包括门静脉血栓形成和门静脉狭窄）、肝静脉相关并发症（主要指肝静脉狭窄）及腔静脉相关并发症（主要指腔静脉狭窄）。其中，肝动脉血栓形成多见于术后早期，尤为凶险，多数受者表现为血清转氨酶急剧升高、胆道系统病变（如胆漏、胆道狭窄）、肝脓肿甚至暴发性肝坏死。诊断多依靠超声检查，发现肝动脉血流中断或填充物即可明确。肝动脉造影是最准确的诊断方法，MRI也有助于确诊。

3. 如何预防及监测血管并发症？

肝移植术后血管并发症的预防及监测主要包括几个方面：一是术前明确供受者有无肝脏血管异常（如血栓、狭窄、解剖变异等）；二是术中采用优秀的血管吻合技术（如吻合口径、吻合张力、避免内膜损伤等）；三是术后在排除出血风险的前提下尽早开始抗凝治疗。

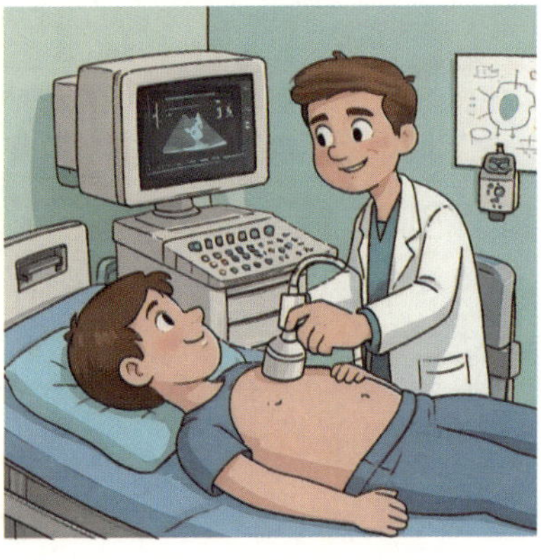

推荐患者在肝移植术后1周内每天进行1次移植肝血管多普勒超声检查，术后1周后至出院前改为每周2次，术后1个月至3个月，每1～2周复查1次；术后3个月至半年：每月复查1次；术后半年至1年，每2～3个月复查1次；术后1年至2年，每3个月复查1次；术后2年，每3个月或半年复查

1次。对于移植术后肝功能短期内明显恶化或多普勒超声怀疑有血管并发症的受者，应积极联合增强CT、血管造影等检查明确诊断，以免漏诊、误诊及延误治疗。

4. 不求有功，"胆"求无过——肝移植后有哪些胆道并发症？

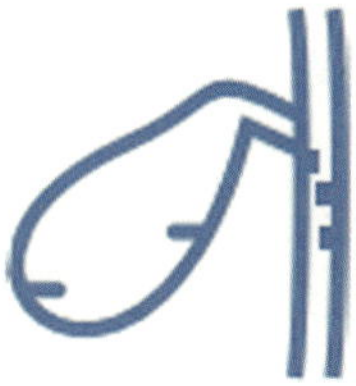

胆道并发症仍是肝移植术后较为棘手的并发症，发生率为5%～50%，与手术操作、胆道血供及免疫学等诸多因素相关。胆道并发症常影响受者长期生存质量，部分最终导致移植肝失功，降低患者长期存活率。胆道并发症主要有胆漏、胆管狭窄、胆管炎等，其临床表现如下表所示。

胆道并发症	临床表现
胆漏	无症状或仅有胆汁样引流液，腹痛、发热、腹膜炎的表现
胆管狭窄	黄疸、瘙痒，可继发胆管炎
胆管炎	腹痛、寒战、发热、黄疸

5. 出现胆道并发症后患者该怎么办？

♥胆漏

胆漏是最常见的胆道并发症，可在超声或CT引导下行腹腔穿刺置管引流，或行经内镜逆行胰胆管造影术，置入胆道支架或鼻胆引流管。若腹膜炎症状控制不佳，则需开腹引流、胆道修补、胆道再次重建及胆肠吻合等。

♥胆管狭窄

非手术治疗方面：内镜逆行胰胆管造影（ERCP）是治疗的首选手段。若为轻度胆管狭窄，仅施行球囊扩张术即可；而在ERCP下进行支架置入，则是治疗胆管良性狭窄的可靠方法。对于存在严重胆管狭窄、十二指肠乳头形态发生改变、胆肠吻合术后等情况，导致 ERCP 操作存在困难的患者，经皮肝穿刺胆道引流术（PTCD）也是一种常用的治疗方式。通过经皮肝穿刺胆管造影（PTC），还能够开展球囊扩张、胆道引流以及支架置入等操作。

手术治疗方面：外科手术治疗一般适用于经 ERCP 以及 PTCD 等介入治疗未能成功的患者。对于已经出现肝功能衰竭且病情无法逆转的患者而言，再次进行肝移植是唯一可行的治疗选择。

♥胆管炎

胆管炎治疗强调积极引流并合理使用抗生素，一旦发生感染，需尽早治疗。

6. 患者为什么会发生排斥反应?

肝移植发生排斥反应受很多因素的影响，包括免疫抑制剂浓度过低、供受者间血型不相容、肝移植受者依从性差、术后病毒感染、自身免疫性肝炎等。免疫抑制剂的科学合理使用至关重要，维持合适的免疫抑制剂浓度可有效预防排斥反应的发生。此外，排斥反应也可能由某些感染或其他导致免疫系统紊乱的疾病引发。根据排斥反应的时间，将排斥反应分为超急性排斥反应、急性排斥反应以及慢性排斥反应。

（1）超急性排斥反应通常在术中发生，在数分钟至数小时内，受者出现严重的肝功能异常、凝血功能障碍，以及难以纠正的酸中毒、意识障碍、门静脉血栓形成及肝动脉血栓形成等表现。病情一般发生迅速、危重且很难逆转，一旦发生，必然会导致肝移植手术的失败，切除移植器官且再次肝移植是唯一有效的治疗手段。

（2）急性排斥反应多见于移植后数天至数月内，但也可发生于移植数年后，主要表现为黄疸或黄疸进行性加重，或者留置 T 形管引流的胆汁突然减少、稀薄且颜色变淡。肝穿刺活检是检验排斥反应发生的"金标准",根据肝穿刺活检的病理结果进行严重程度的评估并采用不同的治疗方案。

(3)慢性排斥反应发生于移植术后数月甚至数年。其早期临床表现不明显,随着移植肝功能减退,呈黄疸进行性加重。肝功能提示碱性磷酸酶、γ-谷氨酰转移酶及胆红素持续升高,调整免疫抑制方案及糖皮质激素治疗均无明显效果,最终出现移植肝功能衰竭相关症状。

治疗慢性排斥反应最关键的是在排斥发展过程中对其进行早期诊断和治疗。在出现明显的胆管减少、中央静脉周围纤维化和闭塞性动脉病变之前,可以通过调整免疫抑制剂逆转延缓,而晚期慢性排斥反应通常对强化免疫抑制方案无反应,当确诊或高度怀疑为晚期慢性排斥反应时,只能再次进行肝移植。

7. 什么是原发性移植肝无功能?

该病是肝移植后早期最为严重的并发症之一,往往危及受者生命,导致移植失败。对于移植后数小时至数日内发生的急性肝功能衰竭,在排除免疫排斥反应、药物不良反应等原因后,应重点考虑原发性移植肝无功能的可能。其临床特点为急性肝功能衰竭、血清转氨酶急剧增高和多器官功能衰竭,主要表现为肝性脑病、腹水、凝血功能障碍和血流动力学不稳定,天门冬氨酸氨基转移酶(AST)和丙氨酸氨基转移酶(ALT)均大于 2500 国际单位/升,出现肾功能衰竭和肺部并发症。与其他并发症相比,肝移植后的原发性移植肝无功能发生率并不高,然而一旦发生只能行二次肝移植,否则病死率高达 100%。

8. 防患于未然——肝移植后有哪些常见感染?

由于原发病的严重性和免疫抑制剂的使用,肝移植后的感染仍然是影响患者生存的重要因素。相比于正常人群，肝移植患者具有更高的感染风险，具体如下。

病毒感染：可发生在术后任何时期，常见的病毒感染包括乙肝病毒感染和巨细胞病毒感染等。在没有有效预防措施的情况下，肝移植后，患者乙肝复发率超过 80%，巨细胞病毒感染发生率达44%～65%。

细菌感染：多发于术后 2 周内，肺部感染率最高，术后可尽早拔除气管插管，减少细菌感染来源，早期预防应用广谱抗生素，调整免疫抑制方案，避免过度免疫抑制造成难以控制的感染。

真菌感染：多发于术后 2～3 个月内，肺部感染最常见，病原菌以念珠菌最多见，其次为曲霉菌，有报道称曲霉菌感染发生率为 1.5%～10.0%。常用抗真菌药有氟康唑、伊曲康唑等，但目前尚不推荐常规的预防治疗。

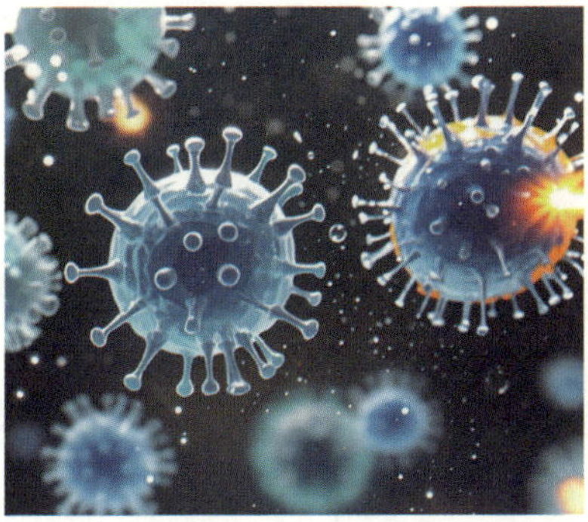

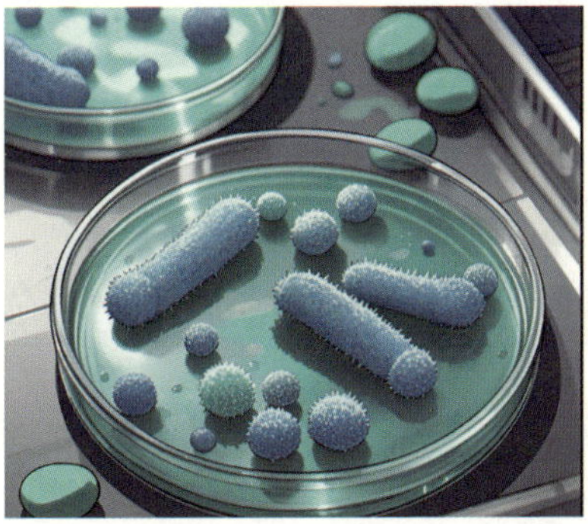

9. 不可不关注的代谢难题——肝移植后有哪些代谢并发症？

肝移植后的代谢并发症包括糖尿病、高血压、血脂异常、肥胖症、高尿酸血症等。代谢并发症不仅影响受者生活质量，同时也是肝移植后心血管疾病、肾损伤等并发症的重要危险因素。其中，心血管疾病占肝移植患者非移植物相关死亡原因的 19.0%～42.0%，严重威胁受者长期生存。

免疫抑制剂的使用是代谢并发症发生的主要危险因素。临床上发现免疫抑制剂的长期使用会增加移植术后代谢并发症的发生风险，不同免疫抑制剂对各种代谢并发症的影响不尽相同。因此，在肝移植受者的中长期管理中，应当重视患者代谢并发症的个体化管理，及时调整免疫抑制方案。

不同免疫抑制剂对肝移植术后代谢并发症的影响

代谢并发症	他克莫司	环孢素 A	糖皮质激素	西罗莫司	霉酚酸
糖尿病	++	+	+++	+	−
高血压	++	+++	+++	−	−
血脂异常	+	++	++	+++	−
肥胖症	+	+	+	−	−
高尿酸血症	++	++	−	−	−

10. "甜蜜"的烦恼——什么是肝移植术后糖尿病？

肝移植术后糖尿病（PTDM）包括患者既往存在的糖尿病和移植后新发糖尿病，是肝移植术后常见并发症。肝移植术后糖尿病的危险因素如下：

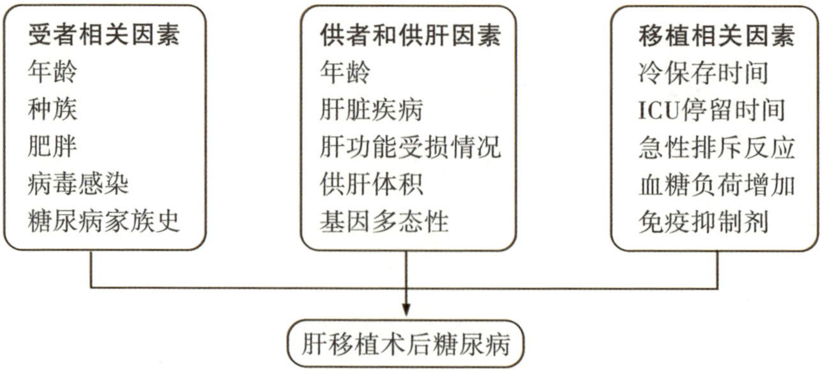

所有移植受者需定期监测血糖及糖化血红蛋白以评估糖代谢状态。对于合并肝移植术后糖尿病患者，应每年进行相关并发症筛查，常规行尿蛋白检测、眼底检查、颈动脉超声，必要时进行冠状动脉计算机体层血管成像（CTA）、冠脉造影等检查，以筛查糖尿病肾病、视网膜病变及相关血管并发症等。《中国肝移植受者代谢病管理专家共识（2019版）》推荐肝移植术后血糖控制目标为：空腹血糖小于6.7毫摩尔/升，餐后血糖小于8.88毫摩尔/升或糖化血红蛋白小于7%。

其预防与治疗方法如下：

（1）重视危险因素评估。

（2）治疗性生活方式是肝移植术后糖尿病的治疗首选。建议患者每日摄入蛋白质1.2～1.5克/千克（标准体重），能量摄入为每日30～35千卡/千克（标准体重）（1千卡≈4.19千焦），或在原基础上增加15.0%～30.0%；建议每周至少进行150分钟（如每周运动5天，每次30分钟）的中等强度运动（包括健步走、骑车等）。

（3）在保护移植肝、不增加排斥反应的基础上调整免疫抑制剂方案，安全有效地控制血糖。

（4）与医生沟通后通过药物治疗，主要包括口服降糖药物和胰岛素治疗。

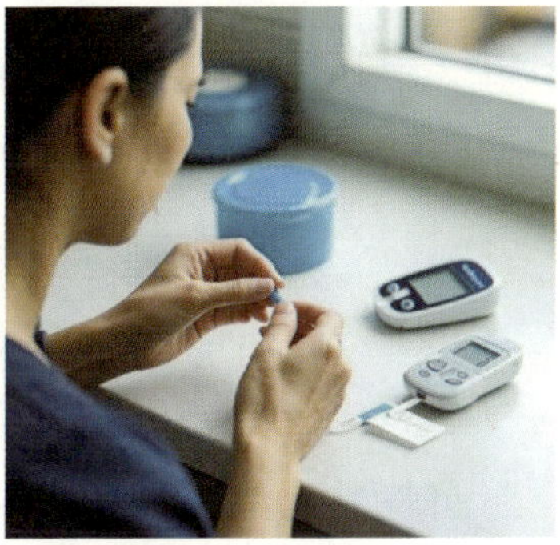

11. 肝移植后患者应如何应对高血压?

超过 50.0%的肝移植受者术后会发生高血压,大多出现在移植后的 3 个月内。

♥危险因素

(1)受者因素:男性、吸烟、遗传因素(如*CYP3A5* 和*ABCB1* 基因多态性)、糖尿病、血脂异常、肥胖症等。

(2)供者因素:高龄和高血压等。

(3)移植相关因素:手术应激、免疫抑制剂(主要为糖皮质激素和 CNI)等。

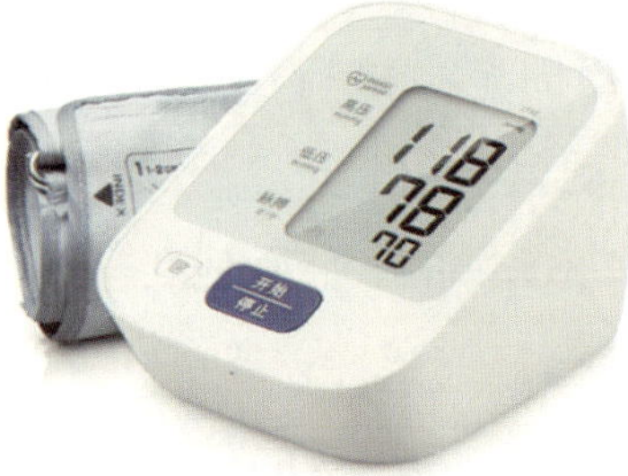

♥临床表现

高血压患者大多起病缓慢,临床表现缺乏特异性,导致诊断延迟,通常在体检或发生心、脑、肾等器官并发症时才被发现。一般患者仅表现为头晕、头痛、心悸、视物模糊、周围血管异常搏动、血管杂音、心脏杂音等。

♥预防与治疗

肝移植术后血压控制目标为小于 130/80 毫米汞柱,伴肾功能损伤时血压控制目标为小于 125/75 毫米汞柱。

高血压的预防以治疗性生活方式改变为主,药物治疗为辅,与医生沟通后制订个性化用药方案。对于已存在高血压的受者,应长期随访监测并发症，同时实施分层管理。

控制血压的目标和预期效果

内容	目标	预期降压效果
减少钠盐摄入	每日钠盐摄入量逐步降至低于6克，肾功能正常者可适当补充钾盐	2～8毫米汞柱
体育运动	强度：中等量，每周3～5次，每次30分钟	4～9毫米汞柱
合理膳食	营养均衡	8～14毫米汞柱
控制体重	身体质量指数(BMI)小于24千克/米^2，男性腰围应小于90厘米，女性腰围应小于85厘米	5～20毫米汞柱，或减重10千克
戒烟	彻底戒烟，避免被动吸烟	—
限制饮酒	建议戒酒	2～4毫米汞柱

此外，减少免疫抑制剂糖皮质激素用量，以及减量霉酚酸酯(MPA)联合钙调神经磷酸酶抑制剂(CNI)的方案有助于减少肝移植术后高血压的发生。

12. 肝移植后患者应如何应对血脂异常？

随着肝移植受者长期生存率的提高，血脂异常发生率不断升高。血脂异常的定义为总胆固醇、低密度脂蛋白胆固醇、甘油三酯升高和(或)高密度脂蛋白胆固醇降低。

肝移植受者因长期使用免疫抑制剂，是血脂异常的高发人群，发生率高达40.0%～66.0%。另外，血脂异常是动脉粥样硬化性心血管疾病发病的重要危险因素。

♥危险因素

肝移植后血脂异常发生的危险因素包括移植相关因素(主要为受免疫抑制剂影响)和其他因素。肝移植后应用免疫抑制剂,尤其是西罗莫司,是导致患者术后血脂异常的主要原因。

♥临床表现

血脂异常早期无特异性临床表现,但其可导致动脉粥样硬化等多种并发症的发生。脂质在血管内皮沉积会引起动脉粥样硬化,进而导致冠心病和周围血管病。脂质在真皮内沉积会引起黄色瘤,所以患者可出现扁平黄色瘤、掌皱纹黄色瘤、肌腱黄色瘤及结节性黄色瘤。

♥预防

应根据不同受者的自身条件制定个性化预防方案和控制目标,同样,治疗性生活方式改变是肝移植患者的首选方式,具体内容包括:

(1)减少饱和脂肪酸和胆固醇的摄入,选择能够降低低密度脂蛋白胆固醇的食物,如水溶性膳食纤维、植物固醇等。建议患者每日饱和脂肪酸摄入量应少于总能量的7.0%,胆固醇摄入量应少于300毫克;每日应摄入水溶性膳食纤维10～25克,植物固醇2～3克。

(2)超重或肥胖者应减重5.0%～10.0%。

(3)适当增加体力锻炼,对于已经存在血脂异常的受者,建议每日至少消耗200千卡热量。

(4)与戒烟、限盐等降血压的措施结合以预防动脉粥样硬化性心血管疾病。

13. 肝移植后患者该如何应对肥胖症?

♥危险因素

肥胖症由多种因素共同作用导致,免疫抑制剂是导致移植后肥胖的重要原因。其中,糖皮质激素的使用时间和剂量均是导致患者体重增加的重要因素。其他相关危险因素包括遗传因素、心理因素、年龄、性别、种族、饮食习惯、运动习惯、环境污染物等。

临床表现

患者主要表现为BMI升高，无其他特异性临床表现，但往往合并高血压、高脂血症等基础代谢性疾病。

预防

肝移植后患者的BMI应控制在30千克/米^{2}以内，并尽可能小于25千克/米^2。肥胖症患者需重视治疗性生活方式改变，并选择合适的免疫抑制方案，具体如下：

（1）按照每天能量需求量合理设计膳食，逐步使膳食中的脂肪供能比达20.0%～30.0%，蛋白质供能比达10.0%～20.0%，碳水化合物供能比尽量控制在50.0%～65.0%。

（2）成年人每周至少进行150分钟的中等强度运动（如慢跑、游泳、骑车等）。

（3）对高危肝移植患者建议减少或停用糖皮质激素，也可考虑早期积极将他克莫司转换为环孢素。

14. 肝移植后患者该如何应对高尿酸血症

危险因素

肝移植术后高尿酸血症的发生可能与移植前高尿酸血症病史、糖尿病、高血压、饮酒等有关。免疫抑制剂及利尿剂的使用也是其发生的重要危险因素。

临床表现

早期高尿酸血症无特异性临床表现。后期可致痛风、肾尿酸结石及肾损伤，同时还会导致慢性肾病、糖尿病、高血压及心血管疾病等其他慢性并发症的发生。其中，慢性肾病是肝移植后高尿酸血症导致的主要危害之一。

♥预防

应通过治疗性生活方式改变积极预防肝移植后高尿酸血症，包括低嘌呤饮食、增加饮水量、适当碱化尿液、增加运动量等。肝移植后，对于合并心血管危险因素或心血管疾病者，尿酸应长期控制在360微摩尔/升以下；对于有痛风发作的患者，则需将尿酸长期控制在300微摩尔/升以下。

『肺』常呵护

——了解肺移植

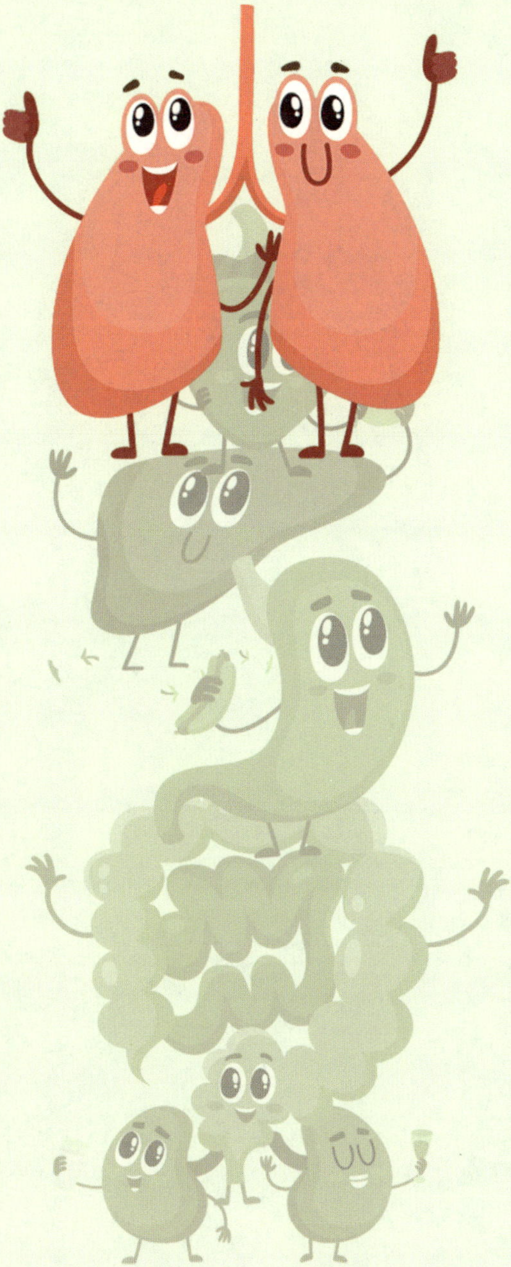

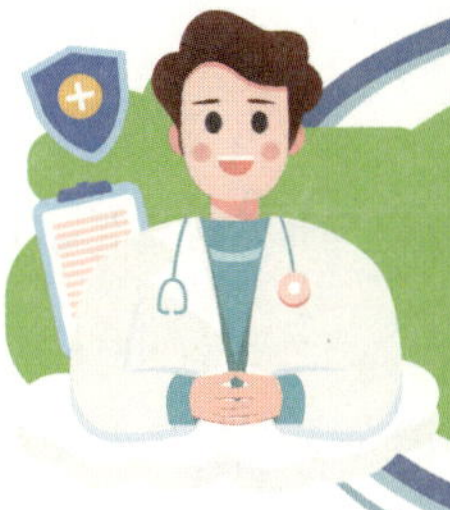

拯救无法呼吸的痛

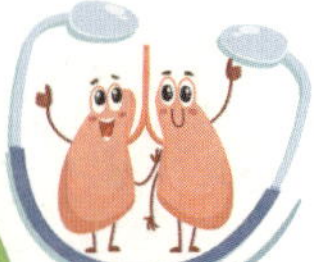

1. 重启呼吸之门——什么是肺移植？

肺移植俗称“换肺”，简单来说就是用健康的肺（来自已故捐赠者或活体捐赠者的部分肺叶）替换患者的“病肺”（已有严重病变、丧失功能的肺），旨在延长患者生命并改善其生活质量。

2. 肺移植的历史与发展是怎样的？

肺移植的历史可以追溯到 20 世纪 60 年代。1963 年，詹姆斯·哈迪教授进行了人类历史上第一例单肺移植手术，但患者术后仅存活了 18 天。

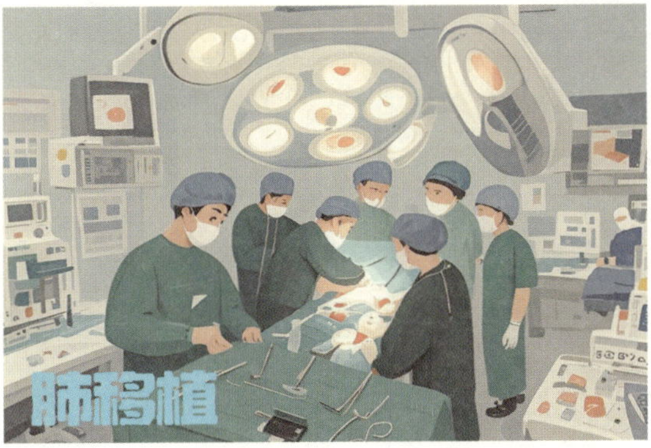

1983 年，乔尔·库珀改良了肺移植吻合技术，58 岁的汤姆·霍尔术后存活 6 年有余，是世界上第一例长期存活的肺移植患者。

我国肺移植最早可追溯至 1979 年，北京市结核病研究所的辛育龄教授首次行单肺移植治疗肺结核，但未能成功。在全国肺移植停滞 14 年后，1993 年1 月至 1998 年 1 月，哈尔滨、北京、南京、广州、湖南等地又相继尝试施行了近 20 例肺移植，但只有北京安贞医院的 2 例受者存活，余者均在术后短期内死亡。北京安贞医院陈玉平、张志泰等于 1995 年 2 月 23 日实施的单肺移植手术，成为我国首例成功的肺移植。

2002 年 9 月无锡市第五医院（现无锡市人民医院）的陈静瑜教授、2003 年同济大学附属上海肺科医院的姜格宁教授、2003 年 3 月广州医学院第一附属医院的何建行教授先后成功开展肺移植，大大推动了我国肺移植的发展。

近年来，我国每年肺移植数量均居全球首位，受者存活率也在不断提高。

3. 无法呼吸的痛——哪些人需要进行肺移植？

对于药物或其他治疗失败的终末期肺部疾病（晚期恶性肿瘤除外）患者可以考虑肺移植。肺移植最常见的适应证是各种继发或特发的间质性肺病（其中肺间质纤维化最常见）、慢性阻塞性肺疾病、支气管扩张、肺尘埃沉着病（包括硅沉着病等）、囊性肺病、肺动脉高压和囊性纤维化等。

4. 所有的终末期肺病患者都能做肺移植手术吗？

不是所有终末期肺病患者都可以做肺移植的，有以下情况的患者是不能进行肺移植的：

♥**绝对禁忌证**

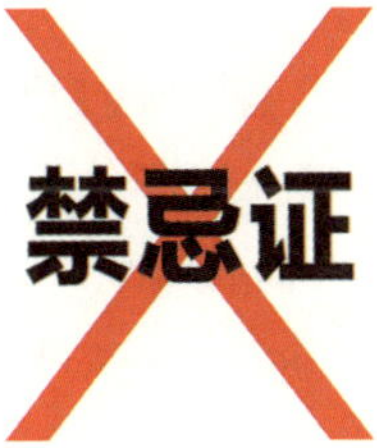

（1）难以纠正的心、肝和肾等重要器官功能不全（器官联合移植除外）。

（2）恶性肿瘤晚期。

（3）无法通过冠状动脉搭桥术和经皮冠状动脉介入治疗来缓解的冠心病或合并严重的左心功能不全（但部分患者经严格筛选后可考虑心肺联合移植）。

（4）生理状态不稳定，如败血症、急性心肌梗死和急性肝衰竭等。

（5）无法纠正的出血倾向。

（6）依从性差，不能配合治疗或定期随访。

（7）未治疗的精神疾病或心理状况无法配合治疗者。

（8）缺乏可靠的社会、家庭支持。

♥**相对禁忌证**

（1）年龄大于 75 岁（但年龄仅为一项参考条件，无绝对上限）。

（2）进行性或严重营养不良。

（3）严重骨质疏松。

（4）移植前使用机械通气和（或）体外生命支持（需谨慎对待，排除其他重要器官的急/慢性功能不全后可考虑行肺移植）。

（5）存在高毒力或高度耐药的细菌、真菌定植或感染，或特定的分枝杆菌菌株定植或感染（如慢性肺部感染且预期肺移植术后难以控制）。

（6）乙肝病毒或丙肝病毒感染（排除肝硬化和门静脉高压且无明显临床症状、影像学和生化检查无异常者可行肺移植）。

（7）HIV 感染（HIV-RNA 检测阴性并联合抗逆转录病毒治疗者，可考虑在 HIV 治疗经验丰富的移植中心行肺移植）。

（8）洋葱伯克霍尔德菌、唐菖蒲伯克霍尔德菌和多重耐药的分枝杆菌感染（得到充分治疗和控制者可在感染治疗经验丰富的移植中心行肺移植）。

(9)动脉粥样硬化性疾病(可在肺移植前予以相应治疗)。

(10)其他未达到终末期状态的疾病(如糖尿病、高血压、消化性溃疡或胃食管反流等,应在肺移植术前积极处理)。

5. 胸怀大“治”——肺移植手术的类型有哪些?

单肺移植术

(1)一般情况下患者年龄需小于 65 岁,年龄大于65 岁需谨慎评估,视患者整体状况部分中心可放宽年龄。

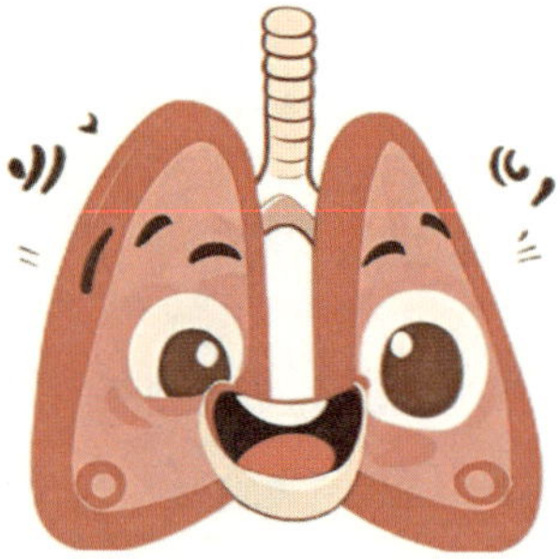

(2)无肺部感染的肺实质性疾病,如特发性肺纤维化、肺气肿。

(3)无可治性先天性心脏病伴继发性肺动脉高压。

(4)无严重心力衰竭的肺血管疾病者。

(5)患有原发性肺动脉高压(仅限于心功能正常或可恢复的患者)。

双肺移植术

(1)年龄小于 60 岁。

(2)患有囊性肺纤维化、严重疱性肺气肿、支气管扩张及严重心力衰竭的肺血管疾病患者。

心-肺联合移植术

(1)年龄小于 55 岁。

(2)患有原发性肺动脉高压及不能矫正的各种先天性心脏病所致

继发性肺动脉高压。

(3)患有晚期实质性肺疾病合并心功能不全。

(4)患有艾森门格综合征。

(5)患有原发性肺动脉高压继发严重心力衰竭。

(6)患有肺囊性纤维化或双侧支气管扩张所致肺脓毒性感染等。

肺叶移植术

儿童和体重较轻的成年人(体重 20~50 千克),以及终末期肺疾病患者,主要是肺纤维化患者,特别是患急性肺衰竭又没有合适的供体者。

? 6. 同呼吸,共命运——肺移植的肺源从哪里来?

肺移植的肺源主要来自脑死亡患者的捐献。这些患者在符合脑死亡判定标准后,在其家属同意的情况下将其肺脏捐赠出来用于移植。活体肺叶捐赠,通常是由健康的亲属提供。

? 7. 肺移植的供体如何分配,供肺如何选择?

在我国,肺供体分配主要通过中国人体器官分配与共享计算机系统(COTRS)进行。针对患者病情的严重程度、匹配程度、等待时间、地理因素等,对已经列入等待名单的患者进行评分和排序,自动生成分配结果,确保分配过程的公平、公正、公开。已列入等待名单的患者必须每 3~6 个月复查一次,更新临床资料和肺器官分配评分(LAS),以便患者在必要时能够加快移植步伐。

理想供肺标准如下:

(1)ABO 血型相容。

(2)年龄小于 60 岁。

(3)吸烟史小于 400 支/年。

(4)持续机械通气小于1周。

(5)动脉血氧分压(PaO_2)/吸入氧浓度(FiO_2)>300毫米汞柱。

(6)胸片显示肺野相对清晰。

(7)支气管镜检查各气道腔内相对干净。

(8)痰液病原学无特别致病菌。

8. 肺移植大约花费多少钱?

其费用因多种因素而异,为30万至60万元,具体费用取决于患者的病情、当地的经济消费水平、医院的等级以及医师的技术水平等。康复出院后用药和复查早期(术后6个月内)的费用为每月1万~3万元不等。维持费用会根据康复状况逐渐减少,远期维持费用每月在3000~5000元(部分费用已纳入医保)。

9. 肺移植手术安全吗?

肺移植手术是一项复杂且具有一定风险的手术,但随着医学技术的不断发展,其安全性和成功率都有了显著提高。

术后预后受多种因素影响,总体来说,多数患者术后生活质量能得到明显改善。患者3个月生存率为87%,1年生存率为78%,3年生存率为61%,5年生存率为49%,10年生存率为30%左右。

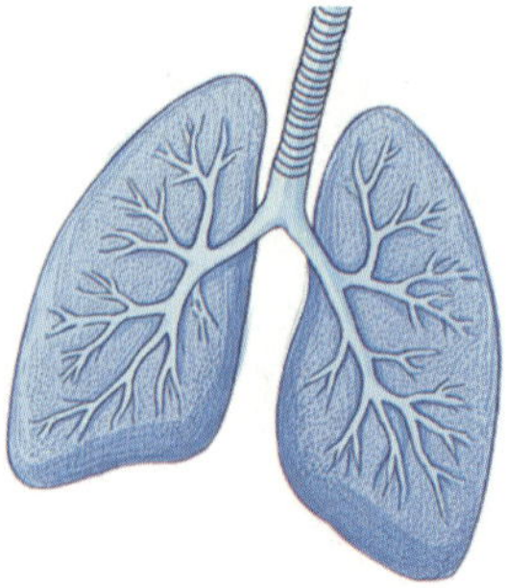

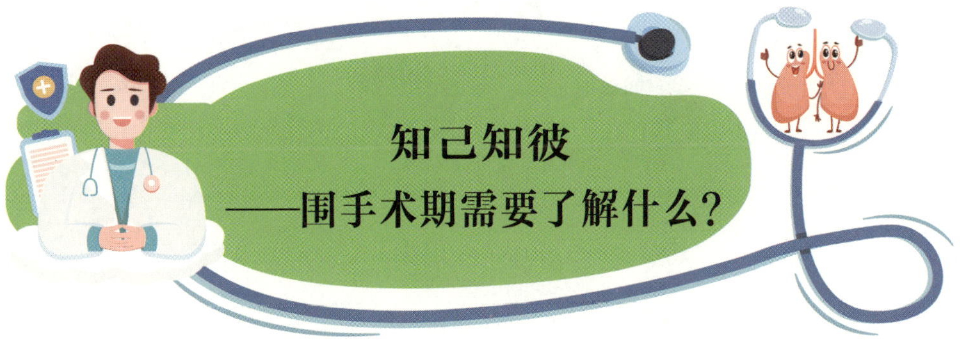

知己知彼
——围手术期需要了解什么?

1. 肺移植前需要做哪些准备?

♥患者的呼吸功能锻炼

(1)深呼吸训练:深呼吸时要鼻吸口呼,吸气时有意识缩腹,动作要缓,吐气时使腹部隆起,尽量吐净。

(2)缩唇呼吸训练:用鼻深吸气,呼气时将嘴噘起成吹哨状徐徐吹出。

(3)腹式呼吸训练:①鼻吸口呼:用鼻子吸气,用嘴巴呼气。②吸鼓呼瘪:吸气鼓肚子,呼气收肚子。③深吸慢呼:尽量深吸气,缓缓吐出。

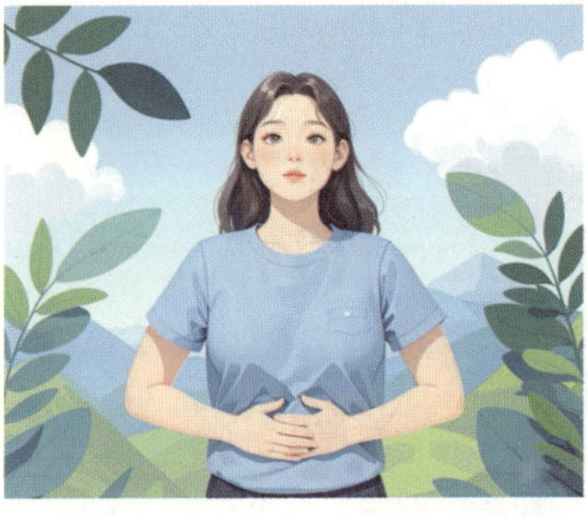

(4)吹水泡训练:取一个小瓶或水杯(约 500 毫升),盛放 1/2 或 2/3 的清水,将一个吸管插入水中,患者取坐位或半卧位,深吸气后,用

嘴含住吸管将气徐徐呼出,可见瓶内有气泡逸出。

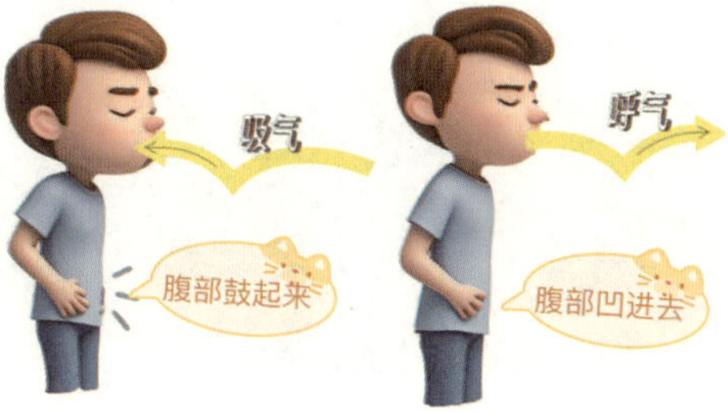

(5)咳嗽、咳痰训练:取坐位或直立位,先深呼吸1次,在第2次深呼吸的吸气末屏住呼吸3～5秒,双手按住双侧肋缘,稍用力向腹部按压,张口发“啊、哈”的声音,用力将肺深部的痰液咳净。咳嗽后休息片刻,每次咳嗽次数要根据体力情况而定,一般每次连续咳嗽2～3下,每日4～5次。

完善各项检查

(1)常规检查项目:血型、血常规、肝肾功能、血气分析、凝血功能、尿常规、大便常规等。

(2)辅助检查项目:胸部X线、CT、肺功能测试、肺通气灌注扫描、腹部B超、超声心动图等。

(3)免疫学检查:ABO血型。

(4)血清学检查:巨细胞病毒、疱疹病毒、EB病毒、肝炎病毒、人类免疫缺陷病毒等。

(5)淋巴细胞病毒性试验:把供者、受者的淋巴细胞与对方血清交配,以测定受者体内是否会有针对供者抗原的抗体。

(6)痰液细菌检查:涂片及培养、药敏试验等。

营养的支持

根据原发病和身体状态选择适当的饮食,注意补充多种维生素。对食欲缺乏、进食量少者,必要时可进行鼻饲高热量物质和静脉营养支持。适量补充糖类,不仅能供给能量,还可增加糖的储备,有利于防止糖原异生和减少体内蛋白质的消耗。对于个别贫血的患者，可给予输全血或红细胞以纠正。

2. 肺移植手术大约需要多长时间呢?

肺移植手术操作步骤主要包括供体肺的取出、受体肺的切除、供体肺的植入和吻合。如果在手术过程中发现其他问题，可能会有所调整。

肺移植手术时间需根据患者的病情、麻醉方式、体外生命支持技术及手术类型综合评估。单侧肺移植通常需要 2～6 小时；若供肺匹配度较高且术中无并发症，时间可能缩短至 2 小时。双侧肺移植则需 4～10 小时，复杂病例（如肺纤维化或肺动脉高压）可能延长至 8 小时以上。此外，基础疾病复杂程度、术中突发状况（如出血或心肺功能波动）也会显著影响手术时间。

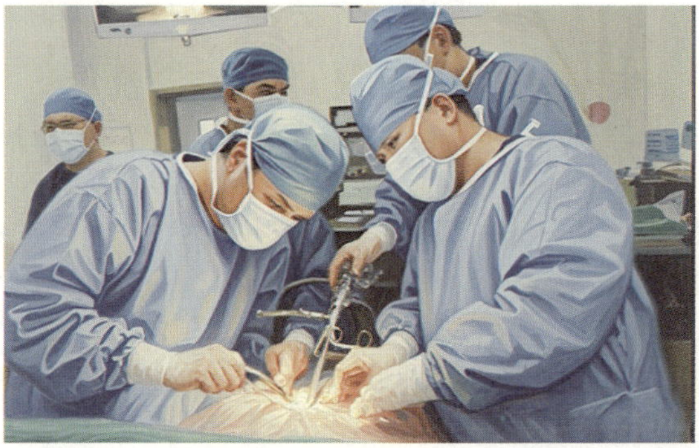

3. “肺”常不易——肺移植手术会有哪些风险?

肺移植手术作为胸外科领域的顶尖手术之一，是一个过五关斩六将的过程，在这一过程中极可能发生包括感染、排斥反应、气道并发症等众多问题，具体包括：

（1）肺部感染：细菌性肺炎、病毒性肺炎、真菌感染等。

(2)急性肺水肿:器官再灌注损伤、循环紊乱等引起。

(3)排斥反应:急性器官排斥反应、慢性器官排斥反应、闭塞性细支气管炎综合征等。

(4)气道并发症:吻合口狭窄、吻合口破裂等。

(5)心血管并发症:高血压、动脉硬化、冠心病、深静脉或肺动脉血栓、脑血栓、脑出血、心力衰竭、心律失常等。

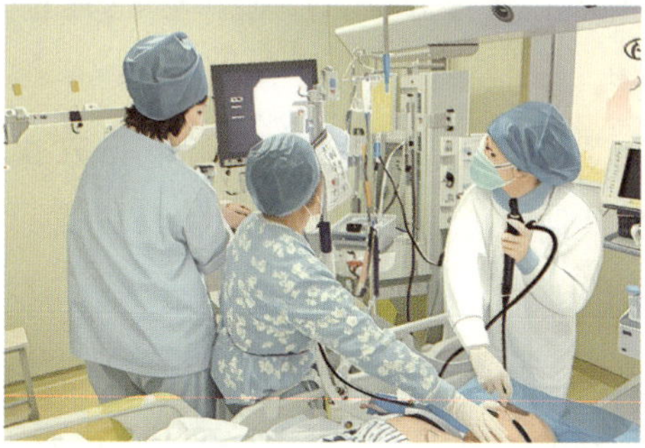

(6)消化系统并发症:病毒性肝炎、肝损伤、消化道出血、穿孔、溃疡等。

(7)内分泌系统疾病:糖尿病、骨病、代谢紊乱等。

(8)血液系统并发症:贫血等。

(9)泌尿系统并发症:肾功能损伤、肾小管坏死等。

(10)其他还有高脂血症、骨质疏松等。

但是大家也不要对肺移植产生畏惧心理,专业的移植团队会全程密切管理,努力将风险降低到可控范围内,帮助患者渡过难关。

4. 为自由呼吸插上翅膀——肺移植后患者要注意什么?

(1)生命体征监测:需密切关注血压、脉搏、呼吸频率和体温等生命体征,若出现异常,应及时告知医生。

(2)伤口及管道护理:肺移植后留置的管道很多,妥善固定并维持各种管道通畅至关重要，做好管道护理及伤口护理是预防术后感染的重要措施之一。

(3)呼吸道管理：术后需使用呼吸机辅助呼吸，要保持呼吸机管道通畅，及时清理呼吸道分泌物。患者经口/鼻气管插管期间无法发声，注意与其有效沟通。患者还应在医护人员协助下翻身、拍背，促进痰液排出，必要时进行吸痰，以保持呼吸道通畅。

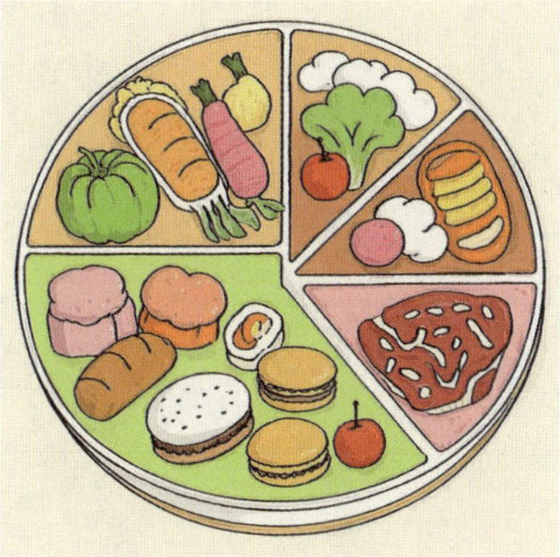

(4)饮食护理：从流食→半流食→软食→正常饮食逐步过渡。根据血液化验值的结果来调节饮食中相关电解质、营养素的含量。肺移植后患者免疫力低下，较普通人易感染，应注意饮食卫生；忌食生冷寒凉、肥甘油腻、辛辣刺激性食物，如生鱼片、各类海鲜、未经消毒的鲜果汁等；忌食增加或降低免疫力的食物或保健品(如人参、西洋参等各类参)；忌食影响药物浓度的水果(西柚)或果汁。

(5)早期活动：

医疗性运动：①术后第1天即开始做腹式呼吸运动(6～8次/分)，每次训练15分钟，每日3次。②吹气球：术后第1天即可在床上进行吹气球运动，每次训练2分钟，每日3次。③术后病情允许即可开始在病区内行走，1周后开始进行上下楼梯的有氧运动，每日2～3次，运动强度可根据患者目标心率及体能一次完成或分3～5次完成。

日常生活活动训练：①术后1周内病情允许的情况下，积极鼓励患者下床活动，并让患者尽可能地自己进行洗脸、刷牙等日常活动；②患者醒后即鼓励做深呼吸、咳痰，协助翻身、拍背，血压平稳后取半卧位；③患者在手术后次日可扶坐床沿，在床上期间可活动四肢，做屈伸运动；④患者在手术4日后可逐渐下床活动，先在床边站立，逐渐在室内缓步走动，再酌情外出散步。病重体弱及有并发症的患者均不能早期下床，但仍需坚持卧床活动。

（6）预防感染：肺移植术后患者免疫力较低，易发生感染。因此，要保持病房清洁，定期消毒，限制探视人员，避免接触感染源，患者自身也要注意个人卫生，勤洗手、勤换衣物。

肺移植快速康复口诀

肺移植快康，主要靠八项；
气道要通畅，管道早拔光；
个体化营养，无痛好疗伤；
运动早下床，再把血栓抗；
免疫调药方，感控重在防。

5. 肺移植后有哪些并发症？

（1）感染：这是肺移植后的主要并发症和致死原因，包括细菌感染、真菌感染和病毒感染等，以肺部、尿路、口腔三处发生率最高。

（2）术后出血：若患者既往有开胸手术、气胸或胸膜粘连手术史，或肺/胸腔反复感染，肺移植术中创面失血较多，导致凝血因子丢失过多、止血困难等，术后容易出现胸腔内出血。因此，在手术前要如实向医生讲述既往史，降低并发症出现的概率。

（3）急性排斥反应：首次急性排斥反应常发生在术后 1 周，最早可在术后4～5 天出现。患者主要表现为体温上升、胸痛、全身不适、疲乏、食欲减退、咳嗽、咳痰、不同程度的呼吸困难。

（4）气道吻合口并发症：包括缺血坏死、气道吻合口裂开、狭窄或软化等。

（5）气胸：可发生在移植肺或者单肺移植的自体肺一侧，为肺移植术后较为常见的一种并发症。

(6)膈神经损伤:通常是由分离粘连、术中冰屑、电凝导致的,一旦明确诊断需要进行腹式呼吸锻炼、坐位呼吸缓解。

(7)原发性移植肺失功:通常发生于移植后24～72小时,为肺移植术后早期受者死亡的首要原因。

(8)心血管并发症:包括心力衰竭、心律失常、静脉血栓栓塞症。心律失常多于术后30天内发生,首次发作一般在术后1～7天,可反复发作。静脉血栓栓塞症常发生于移植术后4个月内,与肺移植术前及围手术期受者长期卧床、高龄、术前原发病导致的高凝状态等有关。

(9)药物相关并发症:包括骨质疏松、新发糖尿病、继发性高血压、肝肾功能不全等。

(10)胃食管反流症:这是肺移植术后最严重的胃肠道并发症。

(11)移植后淋巴增殖性疾病:这是器官移植术后威胁受者生命的严重并发症,常见于移植术后第1年。

6. 重燃生命之光——肺能不能二次移植?

若第一次肺移植手术成功,则无需进行再次手术;若移植失败,或术后出现急性排斥反应、原发性移植肺失功、终末期闭塞性细支气管炎或大气道狭窄,且经过对症治疗无效时,在条件允许下可再次进行肺移植手术。

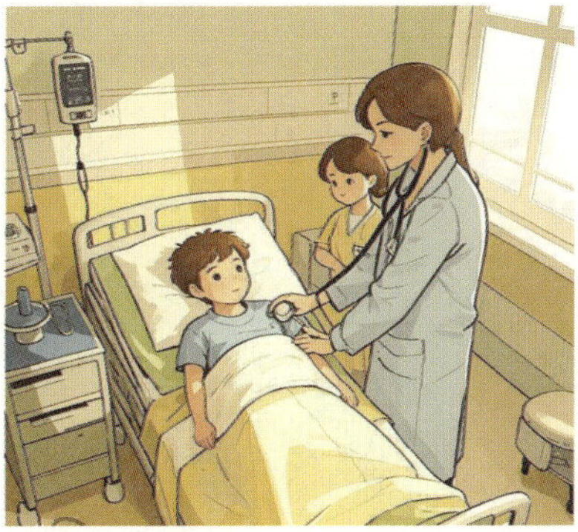

7. 肺移植手术会有后遗症吗？

肺移植后，患者可能会出现体温突然升高且持续高热，伴有胸痛、全身不适、疲乏、食欲减退、咳嗽、咳痰、不同程度的呼吸困难等情况，提示为急性排斥反应，应及时进行抗排斥的冲击治疗，且患者术后需终身服用抗排斥药物抑制免疫反应的发生。另外，由于免疫抑制和移植肺去神经化，感染可能为肺移植受者终身的并发症，对患者存在较大影响。

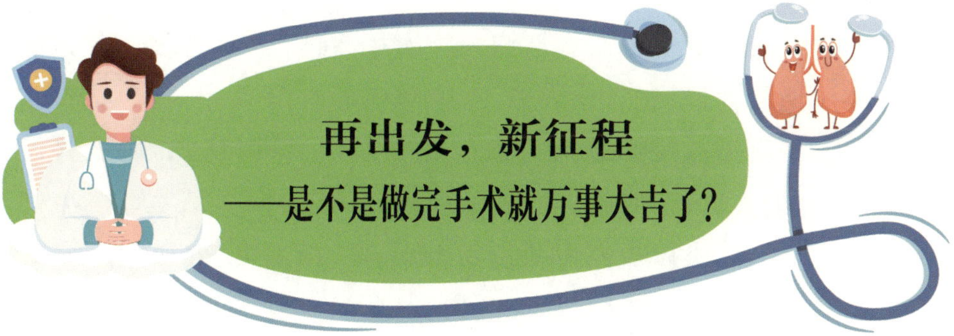

再出发，新征程
——是不是做完手术就万事大吉了？

1. 肺移植患者出院后需要注意什么呢？

按时定量服药

肺移植患者需要终身服用免疫抑制剂，在出院前护理人员会给予详细的给药指导，患者每天必须严格遵医嘱服药，不能随便改药、增药及停药，以免诱发排斥反应或导致药物中毒。按时按量服药及定期监测血药浓度极其重要。

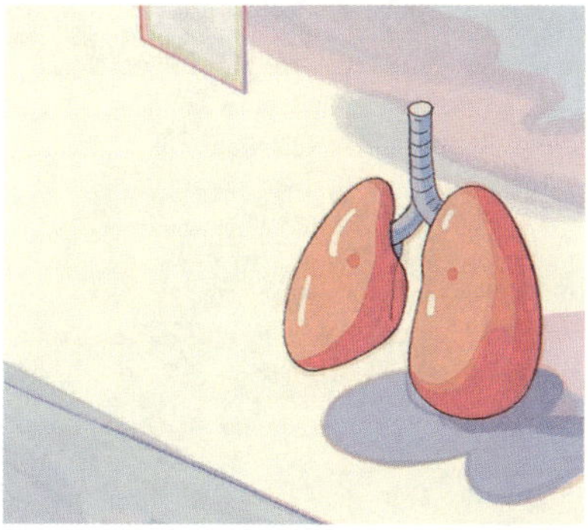

消毒隔离

患者出院后需加强注意个人卫生，外出时需戴好口罩，尽量避免去人多的公共场所。居室定期进行紫外线消毒，衣服、被褥需要在阳光下暴晒 4～6 小时。增强自我保护意识，防止感冒，预防感染。

饮食指导

(1)患者及家属要根据病情恢复情况摄入清淡、易消化饮食,少量多餐,逐步增加食量,注意饮食卫生,避免引起腹泻。

(2)由于服用免疫抑制剂可引起高脂血症、糖尿病、高血压等,因此饮食上宜摄入低盐、低脂、低糖、低胆固醇饮食。

(3)忌食提高机体免疫力的食物,如人参、蜂王浆、木耳等。

(4)适量补充优质蛋白质,如瘦肉类、鱼类、鸡蛋、牛奶等。

(5)因患者服用激素类药物,可出现食欲旺盛的现象,注意控制饮食量,避免体重增长过快而影响药物浓度。

(6)葡萄、西柚可影响他克莫司的药物浓度,不可进食。

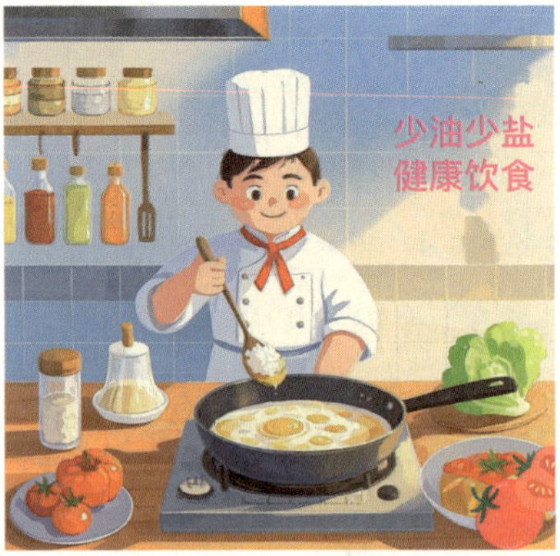

随访指导

出院后需要永久随访,由专职人员负责随访工作,并定期指导家居环境的保持,了解患者的饮食、活动、锻炼情况并给予指导性意见。

2. 今"肺"昔比——肺移植术后可以做哪些运动来锻炼身体呢?

患者坚持锻炼身体,有利于术后身体的恢复和心态的调整,应遵循循序渐进的原则,可从事一些轻松的运动,如散步、慢跑、打太极拳等，之后根据身体状况可参加爬山、游泳等活动，但应避免剧烈和对抗性运动。

3. 肺移植后可以吸烟喝酒吗？

肺移植后是绝对禁止吸烟及饮酒的。由于长期服用免疫抑制药物，肺移植患者的抵抗能力低于正常人，容易发生感染及肿瘤，而吸烟和饮酒会增加患各种癌症的概率。

4. 肺移植术后多久可以恢复工作？

患者术后能否恢复工作取决于很多因素，包括工作性质和患者的动机等。如果恢复良好，可以从事力所能及的工作。术后6～8 个月可以重返工作岗位，但应注意以下几点：

(1)避免较多的体力活动。

(2)避免与有毒物质接触。

(3)保证较好的工作环境，最好邻近医院，以便发生意外时随时就诊。

(4)保证充足的睡眠和休息。

(5)按时服用免疫抑制剂等药物。

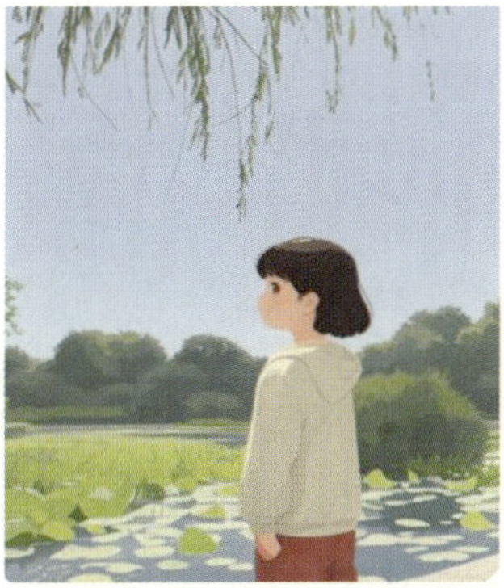

5. 肺移植后可以旅行吗?

许多患者希望术后能如正常人一样外出旅游,身体许可时是可以适当参加旅游的,从而调节心情。但旅游时患者应注意带上足够的免疫抑制药物,按时服药,以及不要去医疗条件较差的地方。

6. 肺移植后可以接种疫苗吗?

由于肺移植患者处于免疫抑制状态,某些常见疾病可能危及生命,因此,如果可能的话,应当使用疫苗预防感染,以减少感染的可能性。尤其是在患者移植前进行免疫接种可有效预防严重感染。然而,部分疫苗,特别是减毒活疫苗,为正在接受免疫抑制治疗者的禁忌证。因此,应对肺移植患者按计划进行免疫接种,但移植术后应避免接种减毒活疫苗。

7. 肺移植后还可以生育或进行性生活吗?

男性患者恢复健康后可以生育,但移植初期免疫抑制药剂量大,移植后两年内,应避免生育计划。但若为女性患者,则不建议怀孕。一般患者通常在术后 6 周,伤口愈合后就可以有性生活。但要注意预防性传播疾病,使用避孕套。

8. 肺移植后可以养宠物吗?

肺移植术后为了减少潜在的健康风险,最好避免养宠物。如果非常想养,需要在医生的指导下,充分评估自身状况和宠物的健康状况,并采取严格的防护措施,定期给宠物做体检和疫苗接种、保持宠物清洁卫生、避免与宠物亲密接触。

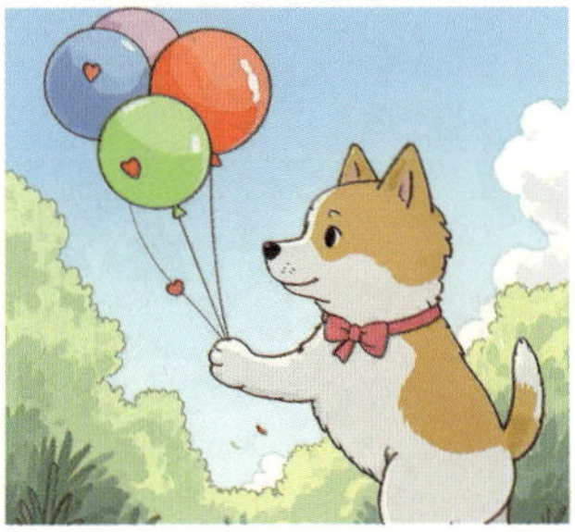

9.“肺”比寻常，移后有方——肺移植患者应多久复查一次？

肺移植患者的复查时间、复查项目和复查频率，如下表所示。

复查项对照表

出院时间	血常规	生化全项	胸片或 CT	肺功能	血药浓度	纤维支气管镜	心脏彩超	巨细胞病毒抗体	骨密度测定
第 1 个月	每周	每周	每周	每周	每周	—	—	—	—
第 2 个月	每 2 周	每 2 周	每 2 周	每 2 周	每 2 周	第 6 周复查 1 次	—	—	—
第 3 个月	每月	每月	每月	每月	每月	复查 1 次	复查 1 次	复查 1 次	测定 1 次
第 6 个月	每月	每月	每月	每月	每月	复查 1 次	复查 1 次	复查 1 次	—
第 12 个月	每 3 个月	每 3 个月	每 3 个月	每 3 个月	每 3 个月	每年	每年	每年	每年

肾言泌语

——聊聊肾移植

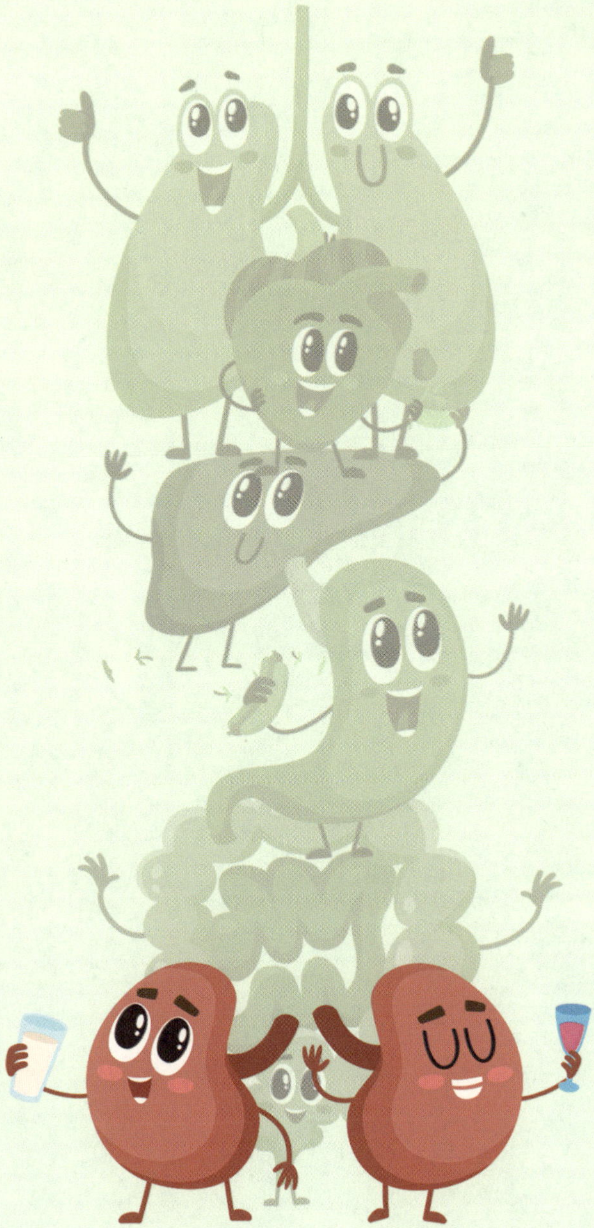

肾移植那些事儿

1. 肾脏“新住户”入住指南——什么是肾移植？

肾移植通俗的说法又叫“换肾”，是将健康者的肾脏移植给有肾脏病变并丧失肾脏功能的患者。非特殊情况下不会切除患者原来的肾脏。根据供肾来源分为亲属活体肾移植和公民逝世后器官捐献肾移植。

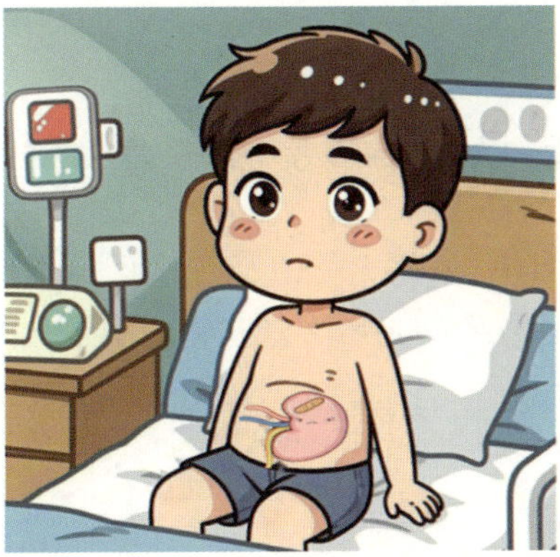

2. 哪些人群适合进行肾移植？

慢性肾脏病终末期或其他肾脏疾病导致的不可逆的肾功能衰竭，即所有不可逆的肾衰竭理论上都需要做肾移植。一般而言，以下人群更加适合肾移植手术：

(1)全身状况良好者，年龄在 65 岁以下。

(2)呼吸系统状况良好者，或结核病术前经正规抗结核治疗明确无活动者，心肺功能良好可耐受手术者。

(3)健康状况良好者，或活动性消化道溃疡已治愈、肝炎无活动、肝功能正常者。

(4)恶性肿瘤新发或复发经治疗后至少稳定 2 年者，无精神障碍或药物成瘾者。

3. 为生命续航——如何加入肾移植等待名单？

目前，除了亲属活体捐献肾脏外，其余肾脏均来源于死亡供者的爱心捐献，由中国人体器官分配与共享计算机系统(COTRS)分配。一般在经过专家门诊就诊和初评、入院全面查体和评估、移植审核和登记后就可以录入系统进行排队。

4. 亲属肾移植手术需要提交哪些相关材料呢？

(1)由活体器官捐献人及其具有完全民事行为能力的父母、成年子女(已结婚的捐献人还应当包括其配偶)共同签署的捐献人自愿、无偿捐献器官的书面意愿和活体器官接受人同意接受捐献人捐献器官的书面意愿。

(2)由户籍所在地公安机关出具的活体器官捐献人与接受人的身份证明以及双方第二代居民身份证、户口本原件。捐献人与接受人之间仅限为结婚 3 年以上或者婚后已育有子女的配偶，直系血亲或者三代以内旁系血亲，或养父母和养子女之间的关系、继父母与继子女之间的关系。

(3)由户籍所在地公安机关出具的能反映活体器官捐献人与接受

人亲属关系的户籍证明。

(4)活体器官捐献人与接受人属于配偶关系，应当提交结婚证原件或者已有生育子女的证明。

(5)省级卫生行政部门要求的其他证明材料。

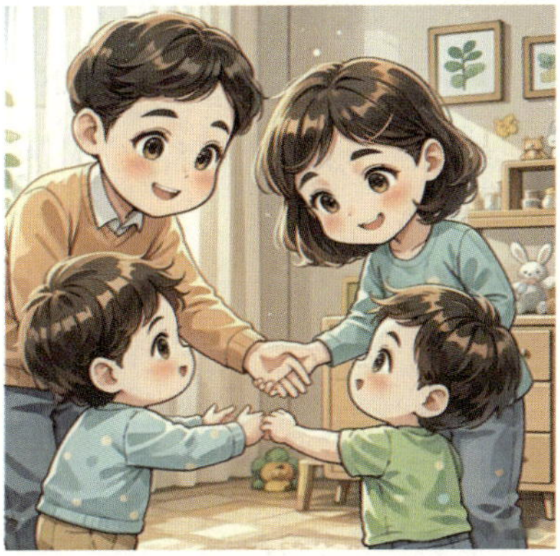

由于捐献人和接受人具体关系不同，根据实际情况须由捐献人和接受人双方携带各自身份证前往器官移植资料室登记。

5. 成为你的超级英雄——哪些人可以捐献肾脏？

一般来说，年龄为18～65岁的成年人是较为理想的器官移植捐献者的供体。如果身体基础条件较好，年龄也可适当放宽。

肥胖患者不是亲属活体肾移植的手术禁忌，但建议供者在术前进行适当减重，BMI应至少减小至30千克/米^2。

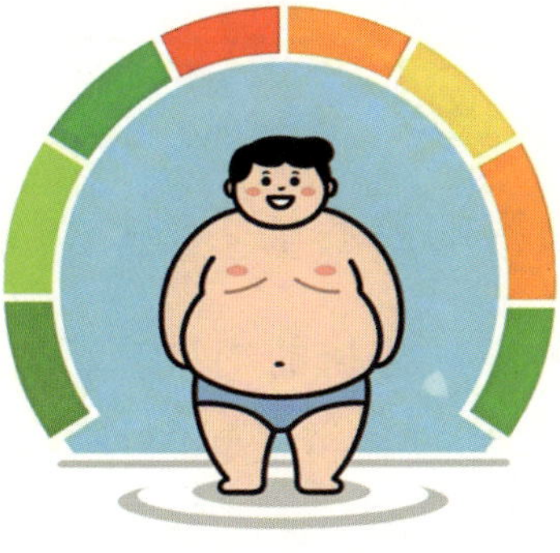

但是患有严重的心脑血管疾病、血液病(如血友病、白血病及淋巴瘤等)、1 型糖尿病(2 型糖尿病目前已不是活体移植的禁忌,需要根据患者情况进行个体化评估)、重度高血压(包括控制不佳的高血压、高血压引起靶器官的损害、服用三种及以上药物控制的高血压)、孤立肾或肾功能不全、双肾解剖异常复杂、合并有活动性且未经治疗的恶性肿瘤、处于活动期的传染性疾病(如艾滋病、重度乙肝或活动期结核等)、精神疾病及吸毒病史、反复发生肾结石及尿路感染病史、严重肺功能障碍等者,不能捐献肾脏。

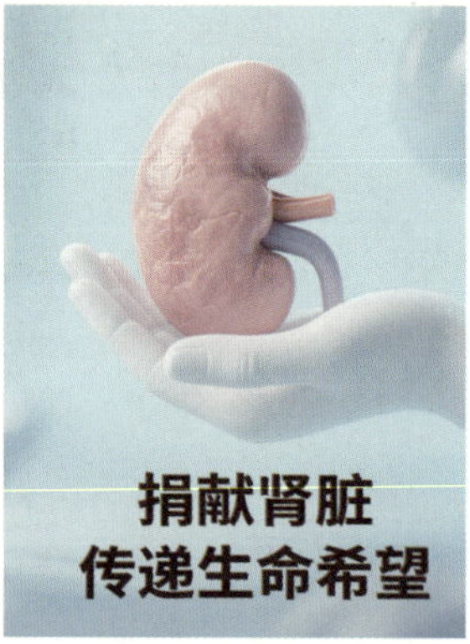

6. 同肾共行——亲属活体肾移植的存活率如何?

亲属活体肾移植由于其匹配程度更好、缺血时间更短,其排斥反应发生率相比公民过世后肾脏捐献发生率较低,其 1 年、5 年、10 年肾脏存活率也更高。

7. ABO 血型不相容的患者能否进行肾移植?

这种情况是可以进行肾移植的,目前仅限于亲属肾移植,但术前需要进行一系列的治疗,让肾移植受者的身体能够适应血型不一样的供者新肾脏。实际上，早在1987年，ABO血型不相容的肾移植手术便得以成功施行。尤其适用于透析治疗效果差、并发症多，以及危及生命但在短期内难以找到更匹配肾源的尿毒症患者。

8. 等待肾移植的患者要做好哪些准备？

♥等待期常规准备

（1）规律且充分的透析：其可以有效地清除体内过多的水分和尿毒症毒素，还可以纠正水电解质紊乱和酸中毒等情况，让身体处于良好的状态，提高手术的成功率。右下肢尽量避免透析插管等相关操作，以免影响肾移植手术时血管的吻合。

（2）做好组织配型：配型内容包括血型、淋巴细胞毒试验、人类白细胞抗原（HLA）系统和群体反应性抗体（PRA）等化验。

（3）纠正贫血：肾移植等待期应在医生的指导下，通过补充促红细胞生成素、铁剂、叶酸、罗沙司他等药物来积极纠正贫血，因为严重的贫血会影响肾移植手术的效果，也不适合行肾移植手术；另外在手术之前避免输血，因为输血可能产生抗体，导致移植失败。

（4）控制血压、血糖、心率和呼吸：目标血压应控制在低于140/90毫米汞柱，血糖控制在正常范围，心率在60～100次/分，呼吸在16～20次/分。

（5）进行体重管理：由于肥胖对肾移植手术与术后生存均有不利影响，严重肥胖者不建议手术，因此建议在肾移植手术等待期间应进行积极的体重管理，保持较轻的体重。

（6）保持健康的生活习惯：保证优质睡眠，戒烟、戒酒3个月以上。饮食上要求低盐、低钾、低磷、低脂、适量蛋白质，忌油炸，宜清淡，禁食含钾高的食物。限制饮水，饮水时以白开水为主，如条件限制，可饮用加热后的纯净水。另外，目前慢性肾衰竭面临的主要困难仍然是供肾短缺的问题，尿毒症患者要做好长期等待的思想准备，保持积极乐观的心态。

（7）等待期复诊安排：等待期间定期到门诊就诊，调理身体状态，充分透析，纠正各种并发症。若等待期间出现心梗、肺炎、消化道溃疡等严重并发症或行冠脉支架置入和其他手术，需积极治疗，并将治疗结果向所在登记医院器官移植资料室反馈。

♥移植术前准备

（1）术前检验及检查：除了配型抽血之外，术前还需要进行血常规、肝肾功能、电解质、血糖、凝血功能、心功能指标、感染标志物等检验。此外，还需要配合完成心电图、心脏超声、胸腹盆腔CT、肝胆胰脾肾超声、双侧髂血管超声等检查。

（2）术前透析准备：血液透析患者应限制饮水，避免急性心衰及肺水肿，术前24小时内透析1次，如术前一天或手术当天透析应尽量采用无肝素透析；若为腹膜透析患者，在进手术室前必须放空腹腔内透析液。

（3）术前身体及肠道准备：术前需要备皮、备血，做好个人卫生清洁工作。与其他全麻手术一样，术前一晚应进清淡饮食，当晚给予清洁剂灌肠，并于当晚12点以后禁食禁水，以防止术后腹胀及术中、术后呕吐。在等待进入手术室的过程中，若感到明显饥饿，告知主管医生，可输注糖水或糖盐补充能量。

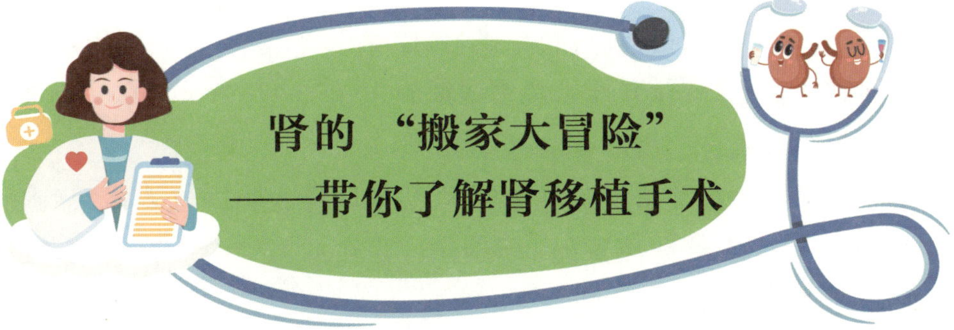

肾的“搬家大冒险”——带你了解肾移植手术

1. 给肾“搬个家”——新的肾放在哪里?

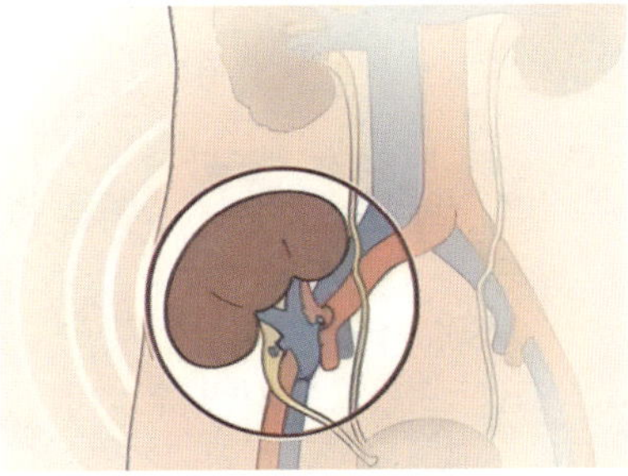

移植肾位置图

肾移植最常采用的方法是将供肾放置在髂窝部,就是下腹部偏外侧的一个腔隙,最常见于右下腹髂窝内。髂窝部血管表浅且距离膀胱位置较近,便于吻合血管和输尿管,并且髂窝位置表浅,便于术后观察新肾的情况。

由于原来的肾脏位置较深,周围血管及神经丰富,手术难度大,只要没有大出血、感染、肿瘤等情况,为了避免增加患者的手术创伤,一般不常规摘除原来的肾脏。

2. 肾移植手术是如何完成的?

♥做好供肾的准备工作

通过外科手术去除供肾多余的脂肪组织,分离出肾动脉、肾静脉及输尿管,并调整血管的长度,确保肾脏在新身体中能够完美契合。

♥血管吻合及开放血流

将供肾与受体血管进行吻合，一旦血运恢复，供肾开始工作，可以观察到供肾充血红润，并开始产生尿液。

♥尿路重建

这一步需要把移植肾的输尿管和患者自身的膀胱或者输尿管吻合，为移植肾产生的尿液重建一个出口，并在输尿管内放置输尿管支架管起到支撑和引流的作用。

♥手术过程

手术过程中，医生会观察肾脏是否有缺血坏死迹象以及患者是否能产生持续性的尿量。如果肾脏的血运恢复正常且没有缺血坏死迹象，同时患者能够持续排尿，这就表明肾脏已成功吻合，这时会在移植肾旁放置一根或两根引流管，并结束手术。

3. 肾移植手术需要多长时间？

单纯肾移植手术一般历时 3～4 小时，患者如果有解剖结构异常、移植手术区域既往有手术史或者创伤史，手术时间会相应延长，而术前麻醉及术后患者清醒时间也需要 1 小时左右。因此，患者在手术室内的时间，除其他特殊原因外一般至少需要 5 小时左右。此外，手术时间的长短和手术难度、手术顺利与否不一定完全相关，家属不需要因为手术时间超过自己的预期而产生不必要的紧张和焦虑。如果确实有未曾预料的情况发生，手术医生会主动与家属联系。

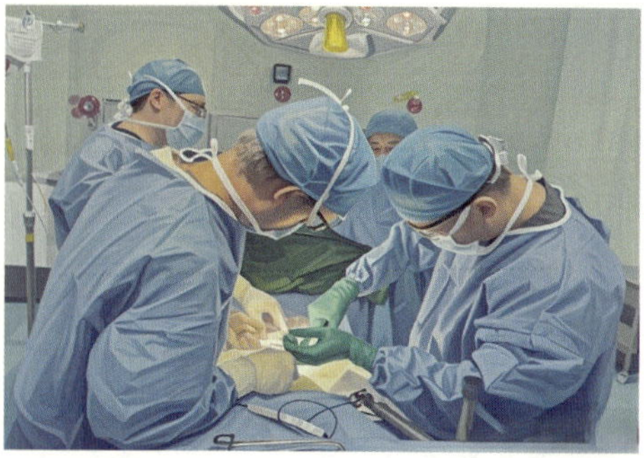

4. 肾移植术后为什么要进监护病房？

肾移植患者受原发病、手术创伤、术后免疫抑制剂应用等影响，围手术期是感染易发时期，这些病原微生物可能会导致肾移植患者发生严重感染。在这段时间内做好隔离防护措施，可有效降低术后感染的风险。

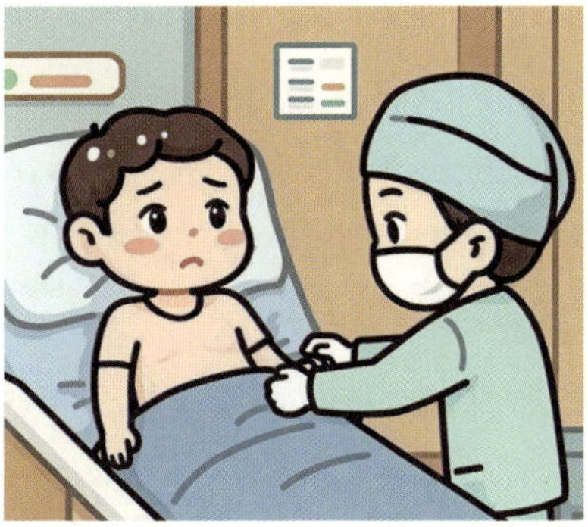

5. 肾移植术后会留置哪些管路？

肾移植术后留置的管路包括导尿管、引流管、输尿管支架管等。尽量减少使用或尽早拔除管路，有助于减少感染等并发症，以及减少对术后活动的影响及受者心理障碍。

另外，肾移植术后需要留置导尿管 4～5 天，目的是保持尿道通畅，可以准确地监测尿量，反映肾功能恢复情况，及时发现排斥反应，同时可以促进膀胱输尿管吻合口愈合。术后留置伤口引流管可以引流伤口内的渗血渗液，避免感染。

6. 小桥梁，大作用——留置输尿管支架管期间有哪些注意事项？

(1)勤排尿，勿憋尿，防止尿液反流。

(2)适当多饮水，若无禁忌，每日饮水量在2000毫升以上，同时口服预防结石形成药物。

(3)注意休息，避免长时间的行走及四肢、腰部伸展动作，不做突然下蹲动作，防止支架管滑落及上下移动。

(4)注意观察尿液的颜色及排尿改变，若尿液呈淡红色，可能是活动过度引起，可通过多饮水及卧床休息缓解，若尿液呈鲜红色及不能自主排尿，请及时到医院就诊。

(5)定期复查移植肾彩超，及时拔除或更换支架管。

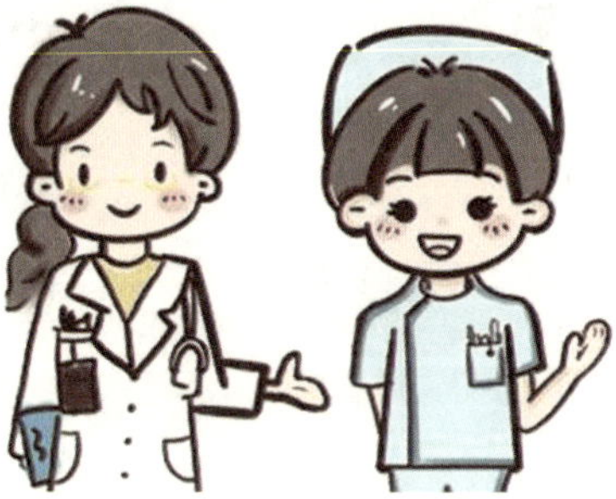

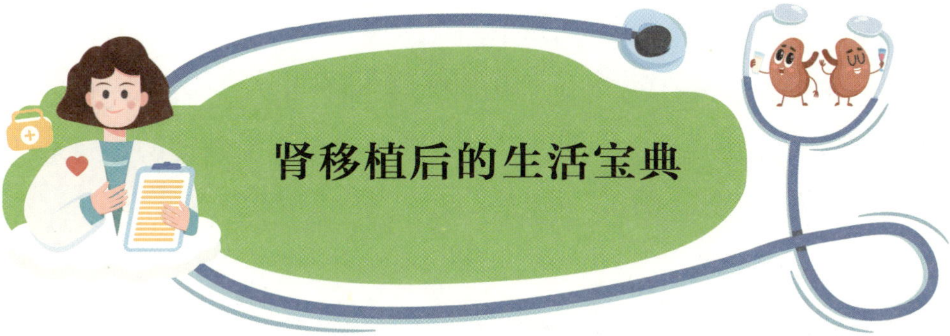

肾移植后的生活宝典

1. 肾移植后服用免疫抑制剂的注意事项有哪些?

术后应正确区分免疫抑制剂及辅助用药,避免发生混淆。准时、定量服用免疫抑制剂,服药时间为餐前 1 小时或餐后 2 小时,早晚间隔 12 小时;不宜同时服用对免疫抑制剂吸收有影响的药品和食品,如伏立康唑、泊沙康唑、左氧氟沙星及葡萄、西柚和其制成品等,服药期间密切监测药物不良反应。遵医嘱定期监测免疫抑制剂药物浓度,以防因血药浓度过高或过低而引起药物中毒或排斥反应。

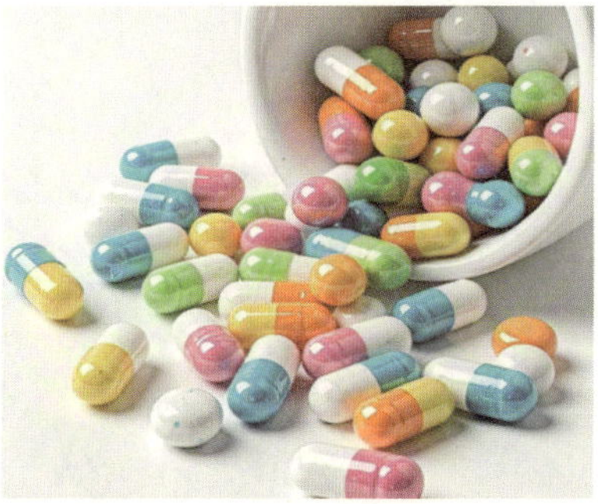

2. 肾移植后为何要联合使用免疫抑制剂?

免疫抑制剂是一把“双刃剑”,在抑制排斥反应的同时,也带来一些不良反应，如感染增加、肾毒性、消化道症状、电解质紊乱、高血压、高血糖和高血脂等。为了减少因大量使用单一免疫抑制剂而产生的不良反应，免疫抑制方案需要包括多种不同作用机制的免疫抑制药物，既可协同增强免疫抑制效果，又降低各种免疫抑制剂的剂量和不良反应的发生率。

3. 肾移植后的饮食原则是什么？

患者肾移植术后应尽早恢复进水、进食，由流质饮食循序渐进过渡到普通饮食，术后早期恢复阶段应给予高热量、高维生素、优质蛋白质（动物蛋白）、低钠、低盐、易消化的饮食，如蛋类、鱼类、新鲜蔬菜、水果等，忌生、冷、辛辣及刺激性食品。一般认为在移植后的早期（术后4～6周），建议每日蛋白质摄入量为1.4克/千克，以纠正负氮平衡。身体状况恢复后应控制饮食，避免体重增长过快。因此，3个月后推荐限制或低蛋白质饮食，每日蛋白质摄入量为0.6～0.8克/千克，有利于改善患者的营养状态，延缓肾功能的损失。术后禁食补气、补肾类保健食品，如蜂王浆、党参等，此类食品有提高免疫力的作用，易引起排斥反应。

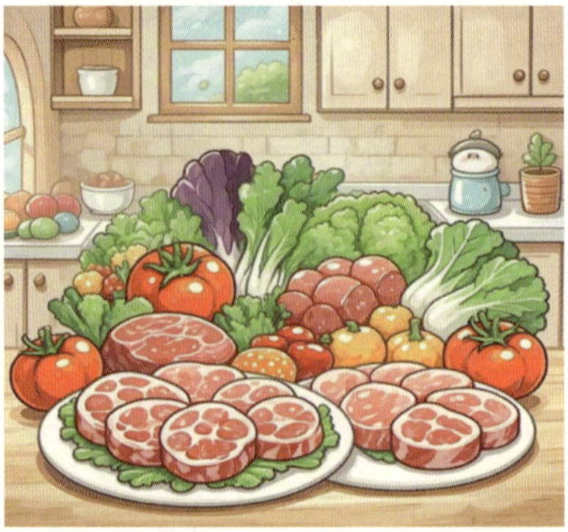

另外，肾移植后服用免疫抑制剂及激素等药物会影响血糖，过多地进食甜食可能会造成肾移植术后新发糖尿病。因此，患者应避免含

糖饮料、高糖饮食，严格限制葡萄糖、麦芽糖、蔗糖的摄入，多选用米饭、馒头、面条、面包、藕粉等复合糖类食物来提供能量。

4. 肾移植后应如何进行活动？

适量、合理、规律的体育锻炼对于肾移植患者的康复十分重要，肾移植后早期的适量活动不仅可以促进伤口愈合，还能减少术后下肢深静脉血栓、肺部感染等并发症的发生。

根据手术及术后恢复情况，如患者无活动性出血及合并其他重大疾病等特殊情况，应尽早下床活动。肾移植后 1 个月以内的患者，可进行有氧运动，如散步、瑜伽、打太极拳等；术后 1 个月以上的患者，可进行抗阻力运动结合有氧运动。

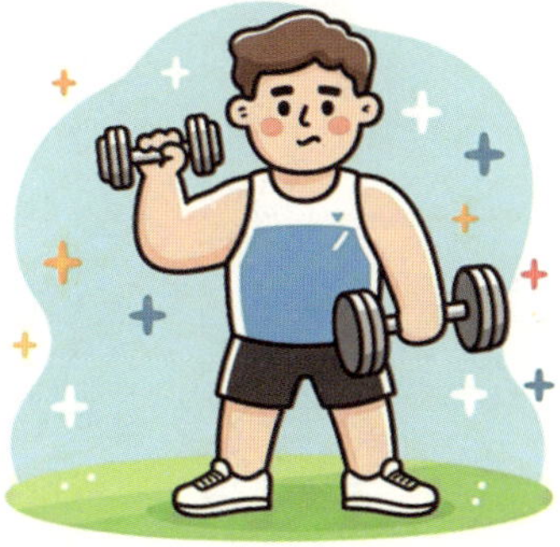

移植肾位置表浅，没有骨骼肌肉的保护，易受到外力的撞击发生损伤，因此，应避免撞击性运动，如踢足球、打篮球等。活动时应注意保护移植肾，量力而行，注意劳逸结合，积极预防跌倒的发生。

5. 守护新肾的关键密码——肾移植后应如何进行自我监测？

养成良好的生活习惯，每日测量体重、血压、体温、尿量等并做好记录。注意识别排斥反应信号，如出现体温升高、尿量减少、血压升高、体重增加、移植肾区胀痛等症状时，提示排斥反应的发生，不可擅自处理，应立即就诊。

肾移植患者应重点关注尿量变化，在进食、进水及每次大小便后准确记录，并总结 24 小时出入总量。如果尿量明显减少，如 24 小时尿量低于正常水平，可能是排斥反应的信号之一。此外，还要注意观察尿液的颜色、性质等，如有异常也应及时就医。

患者居家生活时还应掌握自我监测移植肾区的方法：触摸时平躺在床上，放松腹部，手掌轻压肾脏，判断有无压痛、胀痛、质地变硬等情况，如有异常应及时就诊。如果移植肾区突然发生胀痛或剧烈疼痛，谨防移植肾排斥或破裂，应立即就诊。

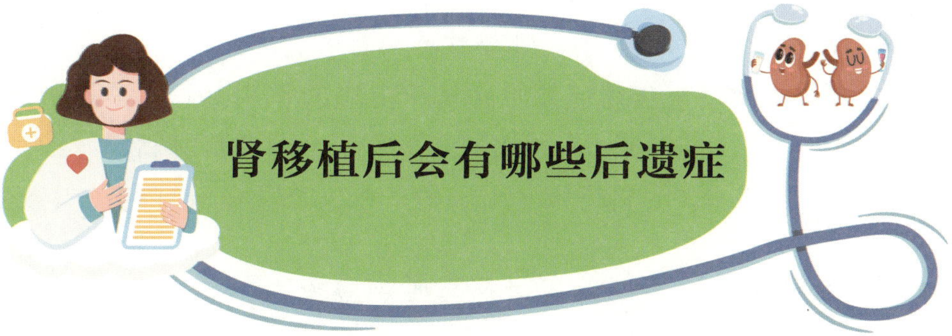

肾移植后会有哪些后遗症

1.“潜伏暗影”——肾移植后的排斥反应有哪些？

肾移植受体接受移植肾脏后，身体的免疫系统会把这个“外来”肾脏识别为一种入侵物质，对它进行攻击和破坏，这就是我们所说的排斥反应。其典型的临床表现如下：

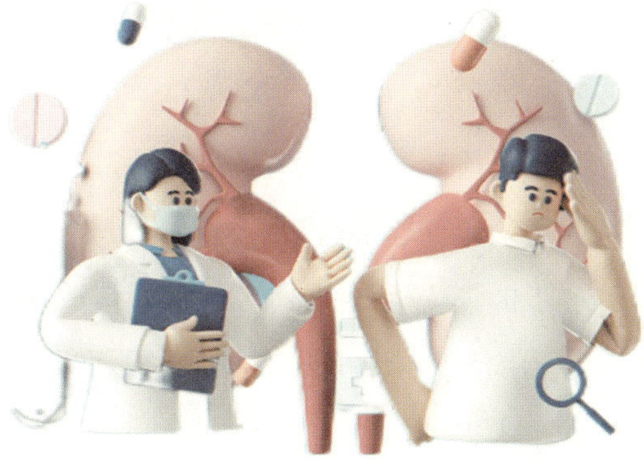

(1)尿量减少。

(2)血清肌酐值和尿素氮升高。

(3)体重增加。

(4)出现蛋白尿。

(5)移植肾区伴或不伴胀痛不适，质地硬。

(6)血压升高。

(7)发热、乏力、腹胀、食欲减退等。

(8)移植肾肿胀,严重的可能导致移植肾破裂出血。

通常免疫抑制剂药物可以减轻排斥反应的作用,因此,典型的排斥反应实际并不多见,大多数患者可仅表现为血清肌酐升高。

2. 肾移植术后为什么容易发生肺部感染?

肾移植后发生的肺部感染是一种常见且严重的术后并发症,也是导致术后死亡和移植肾丢失的主要原因,多发于术后3～6个月内。移植后患者感染一种或多种病原体的发生率可高达53%～70%。

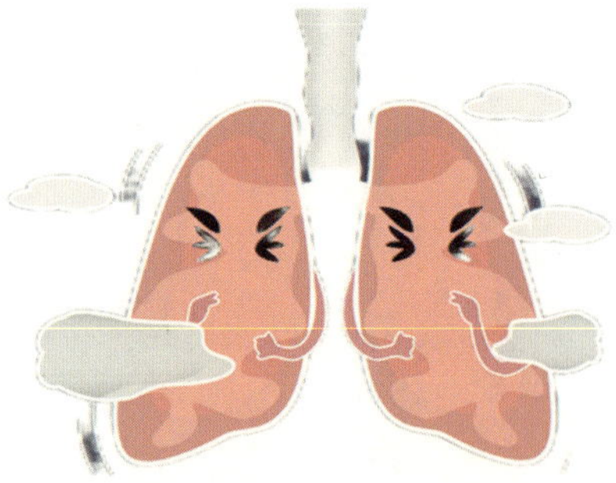

由于术后患者免疫力降低,而且肺脏是开放器官,经过呼吸道与空气相通,所以,相对其他脏器而言,肺部更容易感染。肺部感染通常是由细菌、病毒或真菌引起,这些病原体通过呼吸道进入肺部,严重的肺部感染可能会引起呼吸衰竭。

肾移植后患者肺部感染的临床症状往往不典型,且早期多隐匿发病。例如,出现发热(发热患者约占总数的74%)和呼吸道症状(早期干咳少痰,可伴有胸痛,病情严重时可出现胸闷气紧、呼吸困难)。发生肺部感染后能得到及时恰当的诊治是保全移植器官功能和受者生命的关键。因此,如果患者发现自己有肺部感染的相关症状,应及早前往医院检查。

3. “炎魔”来袭——肾移植术后尿路感染的原因有哪些?

肾移植术后尿路感染的问题并不少见,据统计,肾移植后第一年患者尿路感染的发生率高达74%,发生率要比健康人群高7～10倍。尿路感染多数情况下往往被认为是“小事情”,以为后果并不严重,实际上严重的尿路感染将延长肾移植患者的住院时间,且影响免疫抑制剂的正常使用。而近年来的研究表明,移植术后尿路感染的发生会导致移植肾功能受损,甚至增加患者死亡的风险。

肾移植受者术后尿路感染高发的危险因素主要有性别(女性较高)、高龄、糖尿病、原发肾病、泌尿系统解剖学异常、供肾类型、免疫抑制剂的使用以及输尿管支架管和尿管的留置等。研究表明,女性肾移植受者术后尿路感染的发生率达68%,而同龄男性肾移植术后受者尿路感染的发生率仅为30%,这是由女性生理特点决定的。首先,女性尿道短而宽,与阴道毗邻,距离肛门较近,在性生活和排便时,细菌易沿尿道口进入体内;其次,女性月经期和绝经期性激素变化、尿道黏膜改变,均有利于病菌定植。

4. 肾移植后发生尿路感染会有哪些症状?

尿路感染的早期症状一般较轻微,如尿道口一过性的刺痛、发痒或发紧、排尿有炽热感等,甚至有些患者可无自觉症状,只是门诊常规复查时检查尿中白细胞较高才发现。严重时,患者可有如下症状:

(1)尿频:严重者数分钟排尿一次,夜间也不停歇。

(2)尿急:尿意来了,挡也挡不住,很急迫。

(3)尿痛:尿道灼痛、刺痛、胀痛。

(4)尿不尽:已经尿不出来了,但感觉膀胱还有尿并且会伴有腰痛。

(5)伴有头痛、寒战、发热等全身症状。

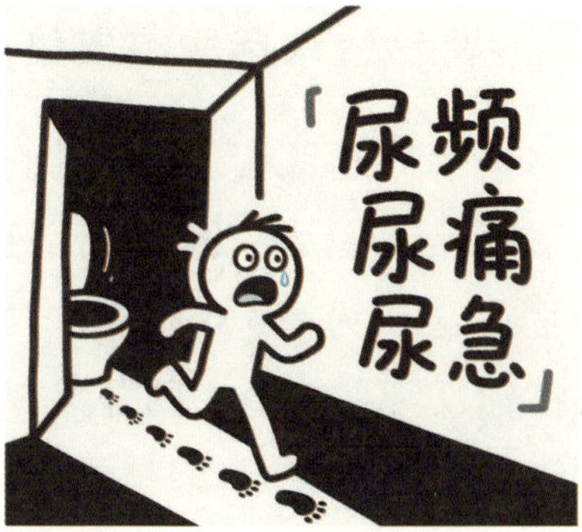

那如何预防肾移植术后发生的尿路感染？

(1)不憋尿、勤排尿：排尿可以对尿路进行冲洗，术后患者应在医生指导下饮水排尿。若长期憋尿，则在尿路中会聚集大量细菌，容易引起尿路感染。

(2)保持会阴部清洁：女性的泌尿系结构与男性不同，尿道较短而距离肛门较近。对于女性患者而言，保持会阴部清洁，可以排除一部分尿路感染的诱因。

(3)饮食宜清淡：多吃新鲜蔬果，蛋白质含量丰富的食物等。少吃辛辣刺激、油腻、高糖的食物。尿液中较高的糖分能为细菌提供生存的环境，所以调控血糖至较健康的数值，对尿路感染的防控会有帮助。

(4)及时复查取出留置异物：相对于健康的尿路上皮而言，尿路中留置的各种管道是细菌定居的更佳选择。患者术后复查时，一定要及时取出留置物。

5. 肾移植后为什么会发生贫血？

肾移植术后贫血(PTA)是肾移植术后的常见并发症，其发生率较高，会对患者术后康复和长期生存质量产生不良影响。那为什么换上了新的肾脏，还是会贫血呢？这可能与以下原因有关：

(1)有研究发现,肌酐大于177微摩尔/升的肾移植患者贫血发生率是肌酐小于177微摩尔/升患者的2～3倍。移植肾功能减退使肾移植术后贫血发生率明显增加,但肾功能减退并不是引起贫血的唯一原因。

(2)早期原因:术后6个月以内患者发生贫血的主要因素有促红细胞生成素缺乏、外科手术并发症(如手术出血)、病毒感染、肾功能延迟恢复、术前缺铁等。

(3)中晚期原因:术后6个月以后患者发生贫血的主要因素有药物的影响(主要为免疫抑制剂)、移植物失功、急慢性排斥反应、溶血、病毒感染、营养缺乏、遗传因素、供者因素等。

6. 肾移植术后贫血的患者有哪些临床表现?

(1)一般表现:疲乏、困倦、软弱无力、皮肤黏膜苍白。

(2)神经系统表现:头晕、头痛、耳鸣、眼花、失眠、多梦、记忆力下降及注意力不集中,严重者出现昏厥;老年患者则有神志模糊及精神异常表现。

(3)呼吸系统表现:呼吸加快,不同程度的呼吸困难。

(4)心血管系统表现:心悸、气促、心绞痛、心律失常,引起心脏结构改变、心肌缺血,甚至全心衰竭。

(5)消化系统表现:食欲不振、恶心、胃肠胀气、腹泻、便秘、舌炎和口腔黏膜炎等。

(6)泌尿生殖系统:夜尿增多、移植肾功能减退;女性受者出现月经失调,男性受者出现性功能减退。

7. 什么是肾移植后BK病毒感染?

BK病毒是一种无包膜的双链DNA病毒,属于多瘤病毒科,在健康人群中的感染率可高达70%～80%。肾移植术后BK病毒感染可分为三个阶段，即BK病毒尿症、BK病毒血症和BK病毒肾病。

BK病毒最先潜伏于肾小管上皮细胞并进入尿液，称为BK病毒尿症；随后BK病毒破坏肾小管毛细血管进入血液，形成BK病毒血症；最后BK病毒破坏移植肾组织导致肾小管萎缩和间质纤维化，发展为BK病毒肾病。据统计，有50%的患者在发生BK病毒肾病后，会最终引起移植肾失功。

8. "巨魔来袭"——什么是肾移植后巨细胞病毒感染？

巨细胞病毒(CMV)是一种疱疹病毒组DNA病毒，其感染在健康人体内很常见，多数处于潜伏期，一般情况下不会造成明显症状。然而，一旦感染发生于免疫缺陷患者如艾滋病患者、器官移植受者等人群，则变成不容忽视的重要问题。

研究表明，巨细胞病毒感染在肾移植患者中的感染率为38%～90%，由于肾移植术后早期(术后1年尤其是半年内)免疫抑制强度较高，肾移植受者发生巨细胞病毒感染的概率最高。

巨细胞病毒感染后，患者通常表现为发热、乏力、非典型淋巴细胞增多、白细胞减少或中性粒细胞减少、血小板减少和肝转氨酶升高。

9. 什么是肾移植后人微小病毒B19感染？

近年来，随着人类微小病毒B19感染的检测技术发展和肾移植手术的增多，肾移植术后HPV-B19的感染率呈逐年上升的趋势。该病毒是导致移植术后纯红细胞再生障碍性贫血的重要原因，同时也会影响移植肾功能恢复，甚至导致移植肾损伤及预后不良。

HPV-B19传染性强，潜伏期为4～14天，以冬春季常见，主要经呼吸道、血液、密切接触等传播。

此外，HPV-B19 感染还可导致移植肾病变，如肾小球疾病、血栓性微血管病等，这些病变可发展为慢性移植肾损伤。HPV-B19 感染者的蛋白尿水平显著高于无感染者。

其他症状：少数患者还可出现发热、关节或肌肉痛、皮疹、全血细胞减少（白细胞减少、血小板减少）等症状，以及肝炎、心肌炎、肺炎及无菌性脑膜炎等疾病。

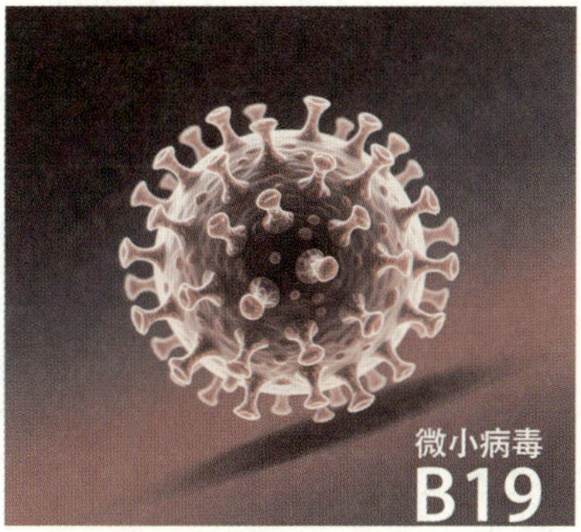

10. 什么是移植肾功能延迟恢复？

移植肾功能延迟恢复（DGF）是发生于肾移植术后早期的并发症之一，最新指南认为，肾脏移植术后 1 周内需要进行透析治疗，或术后 1 周内血肌酐未降至 400 微摩尔/升以下便定义为 DGF。其主要临床表现包括肾脏移植患者术后早期出现少尿或无尿，或早期有尿、随后尿量骤减，血肌酐不降或下降缓慢，需要接受透析替代治疗。在活体肾移植手术中，DGF 发生概率为 1.6%～3.6%；在公民逝世后捐献肾移植手术中，发生概率则明显增高，甚至高达 50%。

11. 什么是肾移植术后尿漏？

移植后尿路并发症的发生率为 3%～15%，其中最常见的为尿漏，是肾移植术后早期的并发症之一。随着外科技术的改进、可吸收缝线应用以及输尿管支架管的留置，尿漏的发生率已大为降低，为1.5%～6.0%，且通常不影响移植物存活。

因发生的部位、时间以及引起尿漏的原因和瘘口的大小等不同因素，患者临床表现不一，常见的临床表现为伤口引流量增加，伴或不伴尿量减少。伤口引流管拔除后发生尿漏，会出现局部皮肤水肿和压痛、包块。如尿漏引流不畅，可出现发热、血清肌酐升高。

那尿漏的检查方式有哪些？

(1)检测引流液的肌酐值：如引流液较前明显增加，应立即留取引流液和尿液分别检测肌酐值，当两者肌酐值接近且均远高于血清肌酐值时可明确诊断。

(2)移植肾彩色多普勒超声：移植肾超声可明确移植肾周是否有积液存在，并观察移植肾血流情况，必要时还可在超声引导下行肾周积液穿刺引流。

(3)盆腔CT：可以发现量较少的移植肾周积液，但仍需行穿刺引流送检，方可明确诊断。

(4)尿路造影：如见造影剂外泄即可明确诊断。

(5)膀胱镜或输尿管镜：部分吻合口或膀胱坏死患者镜下可见到破损口。

12. 什么是肾移植术后糖尿病？

肾移植术后糖尿病是常见的并发症之一，这与患者的血糖水平息息相关。移植术后糖尿病的综合发病率最高可达53%，且通常在术后一年内迅速发病，并可促进多种糖尿病并发症发生，大大增加了患者的病死率、移植肾失功风险和心血管疾病风险。相关研究显示，肾移植术后患者血糖每升高1毫摩尔/升，可导致病死率增加5%、心血管死亡风险增加6%、移植物功能丧失风险增加3%。

免疫抑制剂是引起移植术后糖尿病的主要原因，尤其是激素会导致周围组织的胰岛素抵抗，是引起移植术后糖尿病的最危险因素。

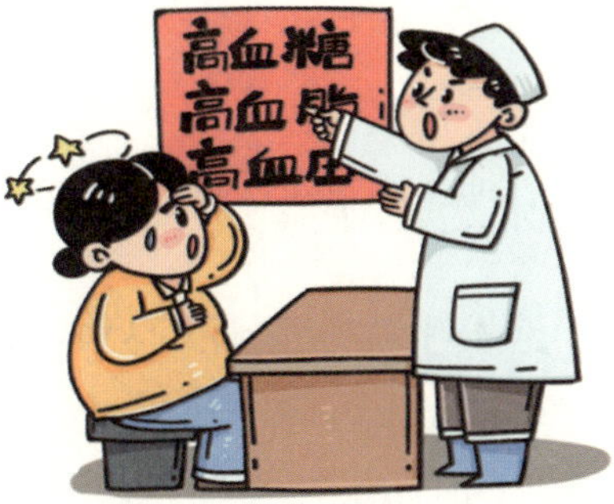

糖尿病的典型表现就是“三多一少”，即多饮、多食、多尿，但体重减少，建议患者定期监测自身血糖水平，做到早发现、早治疗。

13. 什么是肾移植术后高血压？

据报道，国内肾移植患者术后高血压的发生率高达55.5%～90.0%，其中56%为顽固性高血压。当术后高血压没有得到良好的控制，就可能会导致移植肾功能损伤，引发心血管并发症且缩短移植肾存活率。因此，管理好移植术后高血压是肾移植患者术后需要面对的主要挑战之一。

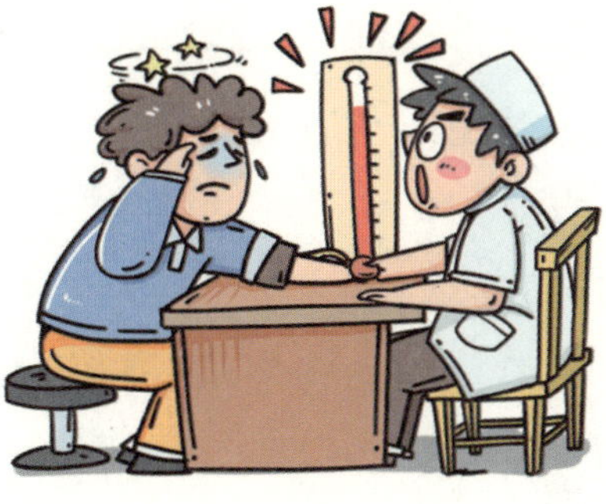

肾移植术后高血压的病因复杂，除有原发性高血压之外，大多为

继发性高血压,包括自身肾疾病、移植肾复发性肾疾病、移植肾功能障碍、急性或慢性排斥反应、药物诱发的高血压以及错误的生活方式等。

14. 什么是肾移植术后高血脂?

实体器官移植患者是发生高脂血症的高危人群,尤其是肾移植患者,术后血脂异常的发生率高达80%,几乎难以避免。其主要表现为血清总胆固醇、低密度脂蛋白胆固醇和甘油三酯均升高。血脂代谢异常是导致动脉粥样硬化性心血管疾病的重要因素,已经取代急性排斥反应成为移植肾失功的首要原因。

15. 什么是肾移植术后高尿酸血症?

在健康人群中,高尿酸血症的发生率为10%~15%,肾移植患者中的发生率较健康人群明显升高,为40%~60%,是肾移植术后常见的并发症之一。高尿酸血症不仅影响移植肾功能,而且增加心血管疾病的发病风险,是影响移植肾长期存活的重要危险因素。

肾移植术后高尿酸血症的主要原因是肾小管分泌尿酸受限,导致尿酸排泄减少。此外,肾移植术后需要长期服用免疫抑制剂,这些药物也可能影响尿酸代谢,导致高尿酸血症。

那如何预防和治疗肾移植术后的高尿酸血症?

预防和治疗高尿酸血症的关键在于控制嘌呤摄入和增加尿酸排泄,具体措施包括以下几点:

(1)低嘌呤饮食:避免食用动物内脏、海鲜、红肉等高嘌呤食物,适量食用蔬菜、水果等中嘌呤食物,保持饮食清淡。

(2)增加水分摄入:多喝水、多排尿,保持每日尿量在2000毫升以上,有助于尿酸的排泄。

(3)戒烟限酒：烟草和酒精会影响尿酸代谢，导致高尿酸血症。因此，戒烟限酒有助于预防高尿酸血症。

(4)控制药物使用：肾移植患者需要长期服用免疫抑制剂，这些药物可能影响尿酸代谢。因此，患者可以在医生的指导下，适当调整药物用量，避免药物引起的尿酸升高。

(5)定期检查：肾移植患者需要定期检查尿酸水平，肾移植术后前2～3个月至少要检查血尿酸1次，一旦发现尿酸水平升高，及时采取治疗措施，预防并发症的发生。

16. “免疫之盾”失衡——什么是肾移植后肿瘤？

肾移植患者长期处于免疫抑制状态，是肿瘤的高发人群。虽然移植患者患肿瘤的机会比一般人大，但也并不意味着每一位肾移植受者必然会发生肿瘤，肾移植受者应遵医嘱及时调整用药方案，适当减少免疫抑制剂的用量，改善免疫力，定期进行全身体检筛查，以便早发现、早治疗。

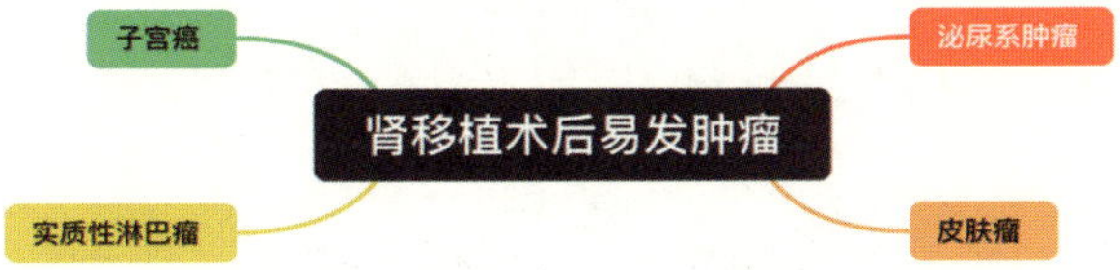
子宫癌
泌尿系肿瘤
肾移植术后易发肿瘤
实质性淋巴瘤
皮肤瘤

就新发肿瘤的种类而言，国外以皮肤癌和淋巴瘤为主，我国则以泌尿系统、胃肠道系统及血液系统恶性肿瘤等最常见，具体如下：

(1)泌尿系肿瘤：常见的泌尿系肿瘤为膀胱癌，其次为肾盂癌、输尿管癌及肾癌等。

(2)皮肤瘤：肾移植后发病率最高、恶性程度较高的肿瘤，其中主要是鳞状细胞癌、基底细胞癌和黑色素瘤等，可发生在额、面、颈、胸、背和四肢等处。

(3)实质性淋巴瘤：其中包含网状细胞肉瘤、恶性造血性肿瘤、霍奇金淋巴瘤等。

(4)宫颈癌:肾移植术后宫颈癌的发生率明显增加。

(5)其他:除以上肿瘤外,还有诸如前列腺癌、直肠癌、结直肠癌、女性乳腺癌、肺癌等也可能发生。

17. 什么是肾移植术后腹泻?

腹泻是肾移植术后常见的一种临床并发症,它的发生率在13%~53%,尤其是移植术后1~6个月的腹泻发生率最高可为66.67%,而肾移植术后腹泻不仅会导致水电解质紊乱,营养吸收障碍,出现贫血、营养不良等情况,还会导致免疫抑制剂血药浓度不稳定,需要频繁调整药物剂量,进而影响患者用药依从性,增加排斥反应,最终影响患者的生活质量,甚至可引起移植肾功能丢失。

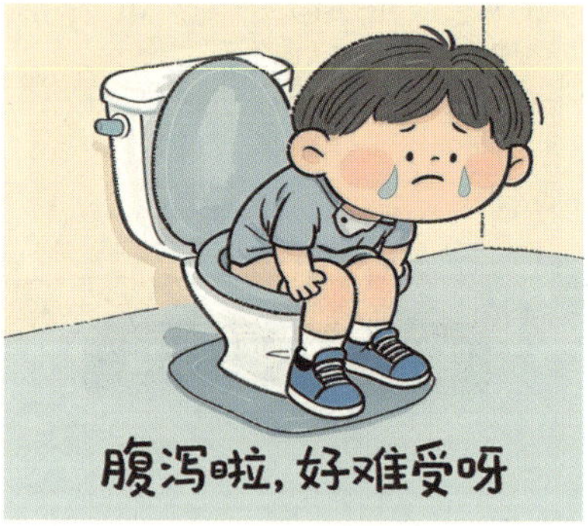

18. "腰"缠万贯也怕"蛇缠腰"——什么是肾移植后带状疱疹?

水痘-带状疱疹病毒感染是肾移植术后常见的病毒感染之一。高龄、应用免疫抑制剂或激素冲击治疗是发生带状疱疹的危险因素。其最常见的临床表现为皮肤出现水痘、红斑及感觉异常,其中20%~40%患者会出现带状疱疹后遗神经痛,严重影响患者的生活和生存质量。因此，肾移植术后出现水痘-带状疱疹病毒感染时不容忽视，要早诊断，早治疗，以免延误病情影响预后。

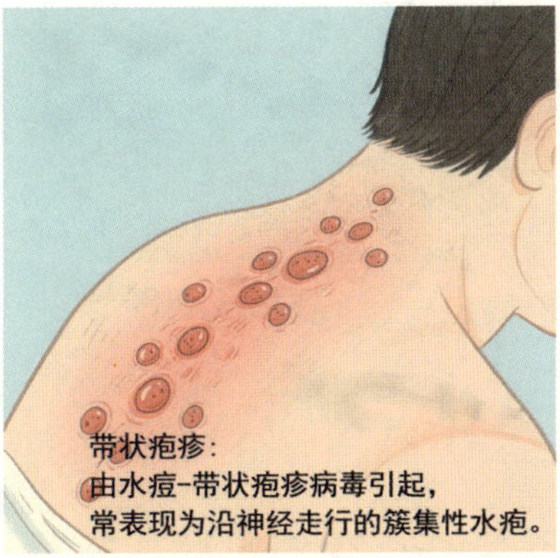

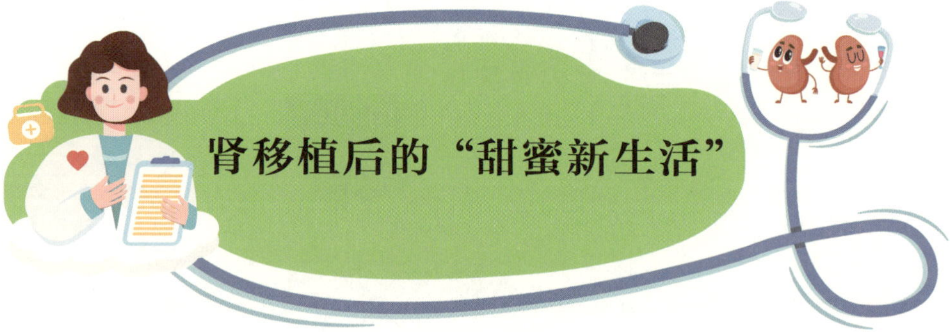

肾移植后的“甜蜜新生活”

1. 这个“懒”偷不得——肾移植后应如何进行随访？

一般来说，随访次数根据移植时间的长短及患者病情变化而有所差异，原则上是先密后疏逐渐拉长，早期随访要相对频繁。对病情不稳定的肾移植患者，要酌情增加随访密度。

术后1个月内，应每周随访1～2次；术后1～3个月，应每1～2周随访1次；术后4～6个月，应每2～4周随访1次；术后半年至1年，应每月随访1次；术后1～2年，应每月随访1次或每季度随访2次；术后3～5年，应每1～2个月随访1次；术后5年以上，应至少每个季度随访1次。

2. 肾移植后多久才能有性生活？

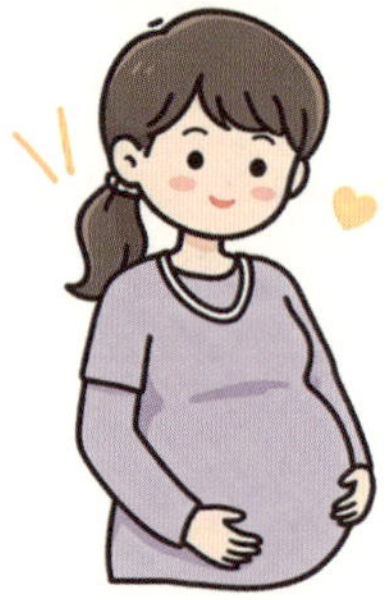

如果仅从性和生育的角度来讲，只要恢复性能力后就可以了。但考虑到移植后患者身体的恢复，通常建议在移植手术3个月以后再开始性生活。

3. 做了肾移植手术后患者还能生育吗?

对于男性肾移植受者来说,如果肾功能稳定,健康状况良好,是可以生育的。对于女性肾移植患者来说,只要术后恢复正常的排卵和月经,就拥有生育能力,但妊娠期服用免疫抑制剂会增加感染概率、排斥反应增加,严重时有发生移植肾失功的可能,亦有可能造成胎儿流产、畸形、早产及与妊娠相关的并发症,如妊娠期高血压综合征、糖尿病等。

因此肾移植后,患者生育时机的选择很重要。

男性肾移植患者生育时机和条件:

(1)对于男性没有明确的生育时间的限制,但是建议最好在做完移植手术2年以后且健康情况良好的前提下进行备孕。

(2)年龄在40周岁以下。

(3)无高血压或轻度高血压,且药物能控制。

(4)移植肾功能正常,无蛋白尿、血尿,无排斥反应发生。

(5)免疫抑制剂维持最低剂量。

(6)移植肾超声正常。

(7)在生育前需做精液常规的检查。

女性肾移植患者生育时机和条件:

(1)肾移植术后2年以上,身体条件适合生产要求。

(2)服用维持剂量的免疫抑制药物:泼尼松5~10毫克/天,50毫克/天,环孢素每天剂量在3毫克/千克以下;如正在使用吗替麦考酚与西罗莫司药物而要求妊娠者,必须停用它们至少6~12周才可以妊娠,并且孕期不可应用。

(3)年龄在35周岁以下。

(4)移植肾功能稳定,无排斥反应发生。

(5)无高血压或轻度高血压。

(6)无血尿、蛋白尿或微量血尿、微量蛋白尿(24 小时蛋白尿小于 500 毫克)。

(7)超声检查移植肾正常,无排斥反应迹象,无积水、结石或输尿管扩张。

(8)妊娠后加强产前检查,确保优生优育。

4. 肾移植患者妊娠时,会对移植肾或胎儿造成影响吗?

妊娠对移植肾的影响

如果妊娠前患者的移植肾功能稳定,在妊娠期一般不会有很大的排斥风险。一旦出现排斥反应,经抗排斥药物治疗后,可使胎儿和孕妇均得到良好的预后。但是妊娠前已有移植肾功能异常,妊娠期间高血压、先兆子痫、感染及剖宫产等危险因素可能使移植肾失功的危险性显著增加。因此,建议患者定期检测移植肾功能,妊娠 32 周前每 4 周1 次,妊娠 33～36 周每 2 周 1 次,妊娠 36 周后每周 1 次。

妊娠对胎儿的影响

(1)早产:肾移植患者妊娠后,早产(妊娠满 28 周至不满 37 足周分娩)及分娩低出生体重儿的风险增高。超过 50%的移植患者会在 37 周前分娩。血肌酐的升高和母体合并慢性高血压是早产发生率增高的主要危险因素。此外,孕期并发急性排斥反应的移植患者,分娩极低出生体重儿(出生体重小于 1500 克)的风险也明显增高。

(2)胎儿生长受限:肾移植后妊娠的胎儿生长受限的发生率高达 30%～50%,胎儿宫内生长受限其主要原因是胎盘脐带因素、胎儿因素及母体因素,可影响脑部神经发育。同时,宫内生长受限胎儿的母亲在妊娠期更容易出现蛋白尿和尿路感染,宫内生长受限会是妊娠期先兆子痫的重要预测因子。

(3)胎儿畸形:研究表明,部分免疫抑制剂可导致胎儿出现畸形,因此,肾移植女性受者有生育意愿时应提前与移植医生沟通,调整免疫抑制剂方案，同时需加强产前检查，确保优生优育。

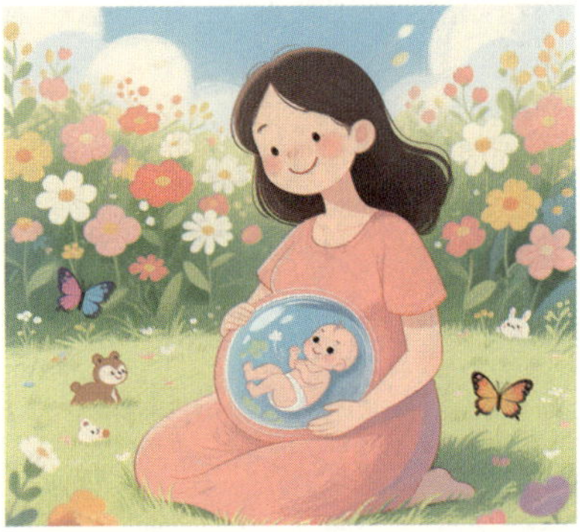

5. 做完肾移植手术后患者还能工作吗？

答案是肯定的。肾移植术后，患者有了新的肾脏，不需要进行透析治疗，可以参加一些力所能及的工作。不过，术后 6 个月内不建议患者参加过劳的工作。多数人由于担心术后工作影响移植肾、担心传染病等原因，选择放弃工作。其实，投身工作环境中，可以让自己更好地重新融入社会，获得社会认同感，缓解心理层面的压力，保证大脑和体力的适度锻炼，对身体的康复也是有利的事情。

6. 做完肾移植手术后患者能打疫苗吗？

肾移植患者由于长期处于免疫抑制状态，相较于一般人群更容易患传染性疾病。目前，疫苗接种是公认的预防部分传染性疾病的有效方式。对于肾脏移植患者，接种疫苗可以降低感染风险，从而提高移植肾及受者存活率。

♥疫苗的选择

对肾移植患者来说，灭活疫苗和类毒素疫苗一般是比较安全的，但免疫效果有限；亚单位疫苗和核酸疫苗可诱导特异性免疫，安全性较高；减毒活疫苗在器官移植患者中存在有毒株毒力恢复致感染的风险，所以移植后禁止使用；重组病毒载体类疫苗也不推荐术后使用。

♥疫苗接种时机

肾移植患者疫苗接种时间应根据疫苗种类而定，术后 1 个月内不建议接种任何疫苗，至少等 3 个月后才能接种疫苗。但在流感暴发期间，最早可在移植后 1 个月时接种流感灭活病毒疫苗。此外，移植肾排斥反应治疗后也需要调整接种疫苗的时机，一般在治疗后 6 个月再考虑接种疫苗。

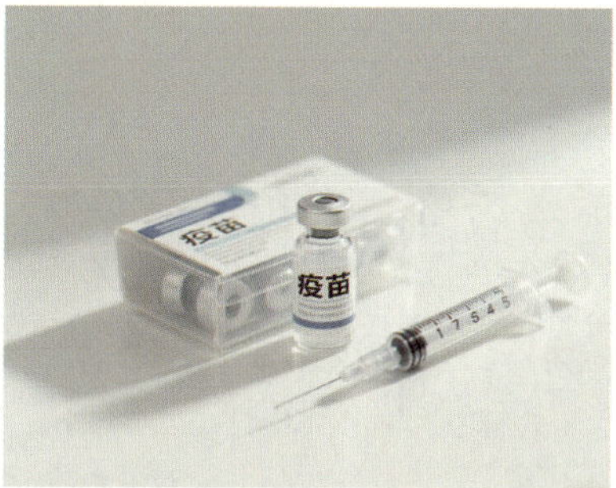

♥特定疫苗接种

(1)乙肝疫苗：乙肝疫苗属于亚单位疫苗，肾移植患者可安全接种。

(2)流感疫苗：目前，有四种流感疫苗的剂型可供选择，包括标准剂量、高剂量、MF59 佐剂和减毒活疫苗。流感灭活病毒疫苗为首选疫苗。肾移植患者可每年定期接种流感疫苗。

(3)狂犬病疫苗：目前，在我国上市的狂犬病疫苗均属于灭活疫苗。肾移植患者在被犬、猫、蝙蝠等动物咬伤后，可立即开始“5 针法”的狂犬病疫苗接种方案以及其他暴露后预防措施。

(4)破伤风疫苗：破伤风疫苗属于类毒素疫苗，肾移植患者术后 1 年以上可以安全使用。

(5)人乳头瘤病毒(HPV)疫苗：肾移植患者感染 HPV 和罹患相关恶性肿瘤的风险较一般人群明显增加。45 岁以下适合接种的肾移植女性患者，在移植后3～6个月可以开始接种3剂人乳头瘤病毒疫苗方案；如果移植前未能完成完整接种，可在移植后3～6个月恢复接种。

(6)破伤风、白喉和百日咳：其为灭活疫苗，肾移植患者可以安全接种。

(7)麻腮风(麻疹、腮腺炎、风疹)三联疫苗：一般为减毒活疫苗，肾移植患者禁用。

(8)水痘疫苗：一般为活疫苗，肾移植患者禁用。但由于水痘传染率高，肾移植患者一旦感染水痘则病情重、进展快，肾移植患者的家庭成员或密切接触人员可接种水痘疫苗，以防止患者接触野生型病毒。

(9)带状疱疹疫苗：目前，带状疱疹疫苗有两种剂型，分别是带状疱疹减毒活疫苗和重组亚型带状疱疹疫苗。50岁及以上的肾移植患者建议接种重组亚型带状疱疹疫苗，应避免接种带状疱疹减毒活疫苗。

(10)脑膜炎球菌疫苗：肾移植患者使用依库珠单抗明显增加脑膜炎球菌感染风险。建议应用依库珠单抗前至少2周接种ACYW135群脑膜炎球菌多糖疫苗和B群脑膜炎球菌疫苗，以产生充分的免疫反应。

(11)轮状病毒疫苗：由于是活疫苗，肾移植后不建议接种。

7. 肾移植术后多长时间能外出旅行？

肾移植术后早期，由于复查频率较为频繁，而且药物浓度经常需要调整，身体也需要时间恢复，因此，建议肾移植术后半年内，尽量避免远途旅行。此外，对于正处于细菌、真菌和病毒等感染恢复期患者，肝肾功能及血药浓度不稳定患者，近期发生排斥反应激素冲击治疗患者，血压血糖或其他合并症未控制稳定的患者，均属于外出旅游高危人群，建议病情稳定后再计划出行。

8."管"理有方——肾移植术后带管居家时应注意什么?

肾移植后根据每个人的身体恢复情况决定是否带管路,可能带的管路有:①透析管路:中心静脉导管、腹膜透析管;②引流管、尿管、移植肾造瘘管及膀胱造瘘管等;③输尿管支架管。

透析管路

(1)妥善固定:颈内静脉或者锁骨下静脉置管者尽量穿开襟上衣,避免穿套头衫,以免穿脱衣服时将导管拔出;股静脉留置导管者避免剧烈活动,以防过度牵拉导致导管滑脱。

(2)定期维护:定期到专业医疗机构进行透析导管维护,防止管路相关性血流感染、阻塞、血栓形成等,建议维护频次与肾移植手术前透析频次相同。

(3)预防导管相关性血流感染:保持管路敷料整洁干燥,覆盖良好,如有潮湿、脱落、卷边应尽快更换。如需要淋浴,可在导管出口处覆盖防水敷料进行封闭,淋浴后及时消毒并更换敷料,禁止泡浴。当透析管路管口皮肤出现红、肿、热、痛、渗出或出现脓性分泌物和(或)体温大于38摄氏度、寒战等全身感染表现,应及时就医。

(4)意外脱管的护理:若出现管路滑脱,立即使用无菌敷料或纱布压迫局部止血,并立即到医院进行处理,禁止自行将管路回插。

(5)拔管时间:通常需要等待移植肾功能恢复以后即可拔管,但除以下情况外,如出现导管相关性血流感染、临时透析管路留置时间过长,则需要立即拔除管路。

(6)腹膜透析管:建议每日进行腹膜透析管冲管(不留腹)来预防堵管和感染。

伤口引流管、尿管、移植肾造瘘管及膀胱造瘘管

(1)妥善固定,保持各管路通畅:活动时避免牵拉管路,避免扭曲、打折、受压或堵塞,保持引流通畅;密切观察各引流管路引流液的颜

色、性质、量，若伤口引流管中流出血性液体，每小时超过 100 毫升持续 3 小时以上，提示有内出血的可能；若引流液颜色为胆汁样、食物残渣、废渣等，提示有发生胆漏、肠漏的可能；如尿管、移植肾造瘘管及膀胱造瘘管引流出浑浊、脓性等尿液，提示有感染的可能，需要立即就医。

（2）预防感染：保持伤口引流管、移植肾造瘘管管口敷料整洁，覆盖良好，如有潮湿、脱落、卷边应尽快更换；保持膀胱造口处清洁、干燥，可以不覆盖纱布，可以淋浴，淋浴后用氯己定或酒精棉球擦洗造瘘口；留置尿管者，病情允许情况下，每日饮水量达 2000 毫升以上，预防泌尿系结石和感染的发生。坐位或站立时各引流袋均低于管路出口，及时倾倒引流液，避免反流。定时更换各导管及引流袋，注意无菌操作。如有发热、腹痛、引流液浑浊、血尿、管路不慎滑脱等及时就诊。

♥输尿管支架管

（1）避免腰部剧烈运动以及双上肢及腰部同时伸展或突然下蹲的动作，不能参加重体力劳动，以防管道脱落或移位。

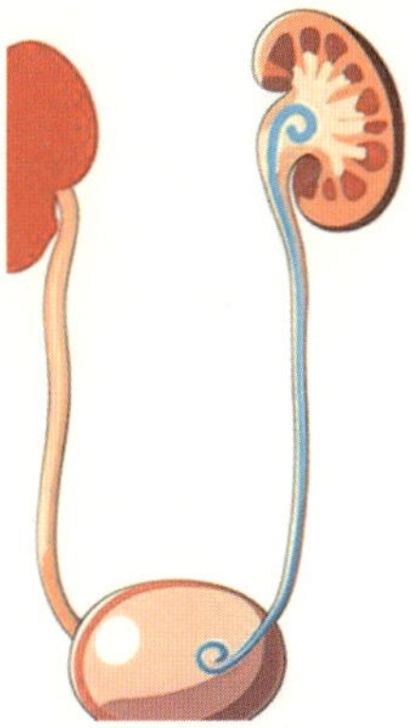

（2）勿憋尿，多饮水，防止尿盐沉淀再形成结石或阻塞管道。

（3）多食水果及富含粗纤维的蔬菜，以防便秘，同时忌烟酒及其他辛辣食物。

（4）注意尿色及尿量的变化，发现血尿或尿痛、尿急、尿频等异常时，应及时就诊。

（5）按医嘱及时拔管（一般 1～3 个月），拔管前提前与主管医生联系。

9. 做完肾移植手术该如何维护动静脉内瘘？

（1）学会自我检查：每日检查内瘘处血管有无震颤、搏动，也可以用听诊器听血管是否有“呼呼”的吹风样杂音，来判断内瘘是否通畅。

每天监测血压，防止低血压造成内瘘闭塞。

（2）内瘘侧肢体避免受压，防止闭塞：睡觉时不可压迫内瘘手臂；避免在内瘘侧肢体进行输液、抽血、测血压；避免内瘘手臂佩戴手表、手镯等首饰；避免穿袖口紧的衣服，要穿宽松的，穿衣时先穿内瘘侧上衣，脱衣时先脱没有内瘘侧的上衣。

（3）内瘘侧肢体避免提重物。

（4）饮食要清淡，注意卫生，尽可能避免腹泻、发热、大量出汗、低血糖、低血压等情况。

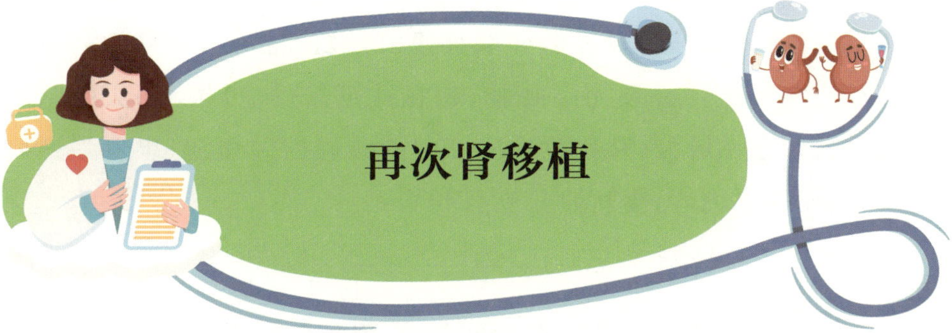

再次肾移植

1. 移植肾失功后，是否推荐再次肾脏移植？

移植肾失功后，如果不存在再次肾脏移植的绝对禁忌证，可以进行再次肾脏移植。与初次肾脏移植的适应证和禁忌证相同，再次肾脏移植适用于各种因素所致的慢性肾衰竭等待者。

2. 再次肾移植是否成功与第一次肾移植有什么关联？

再次肾移植是否成功与第一次肾移植有很大关联。

如果第一次肾移植因为排斥反应失败，再次肾移植发生急性排斥反应的风险要高于第一次，因此需要强化免疫诱导，可能会增加术后发生感染的风险。

再次肾移植手术部位的选择更受限，往往会选择另一侧髂窝。

患者由于经历了第一次肾移植术后免疫抑制剂的应用和多次手术，术前需要更好地改善心肺功能条件以及水电解质平衡。

3. 再次移植前，是否需要切除失功移植肾？

失功肾的保留对再次移植肾存活率没有明显影响，再次移植前切除原移植肾也不能提高再次移植肾的远期存活率，因此，一般不推荐切除无症状的失功移植肾。但如果有移植肾切除指征，如移植肾血管血栓或破裂、移植肾破裂无法补救、超急性排斥反应以及无法控制的感染、移植肾恶性肿瘤、移植物感染引起的顽固性败血症、患者强烈要求停用免疫抑制剂等，需切除失功移植肾。

4. 移植肾失功后，如何选择再次肾移植的时机？

移植肾失功后，对于希望再次接受肾移植的患者，需要尽早开始考虑。一般而言，再次肾移植的适应证基本与首次肾移植相同。

同时，手术时机也不能一味求快。除身体状况外，前一次移植失败的原因也很重要。原则上，由排斥反应引起的移植肾丢失必须先予以切除，并在伤口愈合 3～6 个月后，且确定体内是否有供体特异性抗体产生及其滴度后再考虑再次肾移植。

5. 再次肾移植需要注意什么？

准备进行再次肾移植的患者，相比于初次移植，需要更加细致和谨慎地进行准备，同时注意以下关键点：

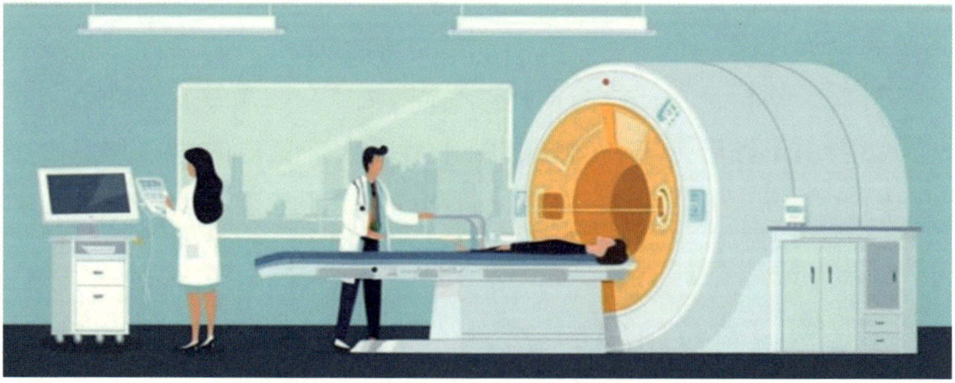

（1）医生在术前会进行全面的医疗评估，包括肾功能状态、以往移植失败的原因、是否有新的并发症或合并症、免疫状态、心血管状况等。

（2）供体选择与配型：在寻找供体时，力求更佳的组织相容性，以提高移植成功率。因此，需要更细致的交叉配型试验，以确保供体与受体间的最佳匹配。

（3）感染预防：多次移植的患者因长期使用免疫抑制剂，免疫力较弱，感染风险增加。术前需要进行感染筛查，如有感染需先行治疗，并在术后采取严格感染预防措施。

（4）营养与健康状态：确保术前身体状态最佳，包括维持适宜体重，纠正贫血，控制血压、血糖和血脂水平，以及加强营养支持。规律透析，以维持水电解质和酸碱平衡。

（5）长期管理规划：患者和家庭需要了解，多次移植后的生活管理和药物依从性要求可能更加严格，需要长期的医疗随访和家庭支持。

6. 再次肾移植在治疗方案方面会有什么变化？

与首次肾移植相比，再次移植在手术难度及相关治疗上都存在更大的困难。供者特异性抗体的出现不仅易引起肾移植术中的超急性排斥反应，还会增加术后急慢性排斥反应的发生风险。抗体诱导治疗有助于减少再次肾移植术后排斥反应的发生率。同时，合理应用免疫抑制方案是提高再次移植人/肾存活率的重要因素。再次移植术后仍按常规使用三联免疫抑制剂（钙调神经磷酸酶抑制剂＋霉酚酸酯类＋皮质类固醇激素），他克莫司是钙调神经磷酸酶抑制剂的首选药物，不使用无钙调神经磷酸酶抑制剂的治疗方案及早期激素撤除方案。免疫抑制强度要足够，医生会定期检测药物浓度，并加强对排斥反应的监控。

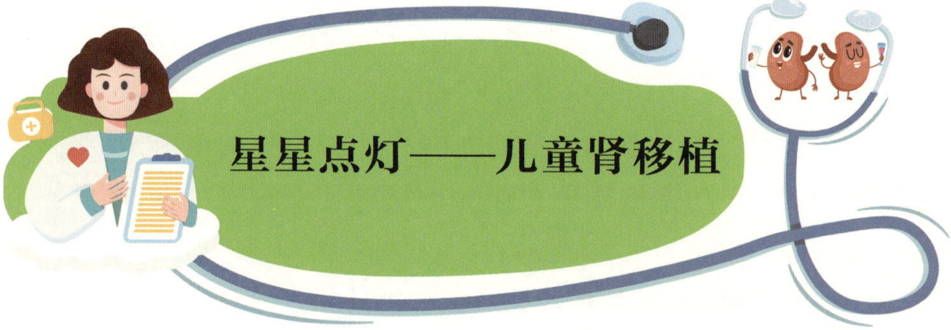

星星点灯——儿童肾移植

1. 儿童可以进行肾移植吗?

虽然儿童的体型偏小、血管偏细会增加手术难度,但年龄已不是限制肾移植手术的主要因素。一般要求受者年龄在 1 岁以上,体重超过 10 千克,在此条件下肾移植时间越早越好。早期进行肾脏移植可使部分患儿避免或者减轻生长发育迟缓现象。

2. 哪些儿童适合进行肾移植手术?

经过内科保守治疗,肾功能持续恶化的终末期肾病儿童都可以进行肾移植手术。儿童肾移植的禁忌证和成人类似,包括全身严重感染、恶性肿瘤,心肝肺等功能严重障碍等。

3. 儿童肾脏移植在等待期应如何管理?

♥营养与生长发育管理

为患儿提供优质低蛋白质饮食,均衡提供各类营养素,确保患儿获得足够的营养,以支持其正常的生长发育。定期关注患儿的生长发育指标,如身高、体重和生长曲线,以便及时发现营养不良相关并发症，必要时进行干预。

♥透析治疗

与医生讨论是否需要开始透析治疗。透析治疗开始后，医生会定期评估和优化透析方案，确保最佳透析治疗效果。

♥预防感染与疫苗接种

加强预防感染措施，出现感染症状及时就医，尽快和尽量完成疫苗接种计划。

♥心理和社会支持

提供心理支持，帮助患儿应对等待肾脏移植期间可能出现的心理压力和焦虑。根据需要寻求社会支持，如教育支持、家庭护理指导和社会资源。

♥定期检查和监测

在医生的指导下定期进行全面的身体检查和实验室检测，监测患儿的整体健康状况、肾功能等。若有病情变化需积极寻求医生的指导及时调整治疗方案，并重新评估适应证和手术条件，确保肾脏移植手术的及时性和安全性。

4. 儿童接种减毒活疫苗后多久才能进行肾脏移植？

减毒活疫苗包括卡介苗、脊髓灰质炎减毒活疫苗、麻疹-风疹-腮腺炎联合减毒活疫苗、水痘减毒活疫苗、轮状病毒减毒活疫苗等。肾脏移植患者需长期服用免疫抑制药物预防排斥反应，免疫力低下会降低对疫苗的响应，同时会增加减毒活疫苗相关感染的风险。因此，减毒活疫苗尽量在移植前完成接种。为了确保疫苗接种后免疫系统有足够的时间产生保护性反应，

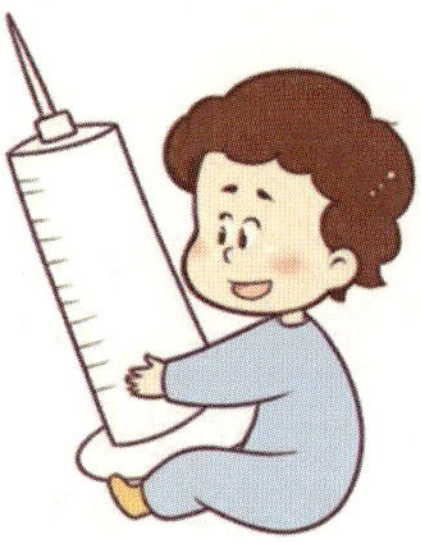

疫苗接种

并且降低免疫抑制状态下减毒活疫苗相关感染的风险，建议在接种减毒活疫苗后至少等待 4 周再进行肾脏移植手术。

5. 肾移植对于儿童有何影响？

♥对生长的影响

在接受肾移植后，生长激素往往分泌不足，以及会产生钙、磷、甲状旁腺激素、维生素 D 水平的紊乱，增加了患儿在移植后佝偻病、骨质疏松以及生长发育迟缓的风险。因此，术后多数患儿身高相对低于正常儿童，需要使用生长激素来治疗。

♥对青春期的影响

接受肾移植手术后的儿童可能会出现青春期延迟的现象或青春期发育时间缩短。此时，因儿童成长的不稳定性可能会使移植物发生急性排斥反应、移植肾失功以及依从性变差。此外，儿童心理变得更加敏感，对于免疫抑制剂以及激素给外貌带来的一些影响，如痤疮、体重增加、牙龈增生、库欣面容（主要表现为满月脸，水牛背，还有就是悬垂腹，以及锁骨上窝的脂肪垫）等会对自信心带来严重的影响。

♥对成年后的影响

因肾移植儿童在成年后的身高普遍低于同龄人，可能造成回归社会困难的情况。

6. 如何改善儿童移植后的生长发育障碍？

（1）移植年龄是关键：6 岁是儿童肾移植年龄的“分水岭”，患儿移植年龄越小，生长发育障碍的改善程度越明显。相较移植年龄较大的患儿，婴幼儿和学龄前肾移植儿童一般可在术后 2 年内出现“追赶性生长”，尤其是学龄前儿童，移植前生长发育的延迟现象往往都能在移植术后得到改善。术后儿童“追赶性生长”的基本规律是：术后 1～3

个月“追赶”速度较慢，术后3～6个月是生长发育的高峰期，术后6～12个月“追赶”速度开始减缓。因此，在肾移植术后3～6个月的生长发育高峰期内，应密切关注肾移植儿童身高、体重变化，增加以优质蛋白质为主的营养物质摄入，适当补充铁、锌和维生素，全面均衡饮食。

（2）排斥反应要注意：如果患儿术后频繁出现排斥反应，有可能抑制儿童移植后的生长发育。考虑儿童特殊的生理特性，家长应重点关注比较典型的儿童肾移植排斥表现，如血压升高、低热、移植肾区不适等。若出现排斥反应的症状，及时前往医院就诊。在日常生活中，家长也应监督患儿规律服药，定期前往医院复查移植肾彩超等，避免排斥反应的发生。

（3）药物使用是把“双刃剑”：肾移植术后，患儿常常需要口服免疫抑制剂、激素等药物，而激素的使用也是影响肾移植儿童生长发育的重要因素。对于早期激素撤除的肾移植儿童，其生长发育障碍的改善程度显著高于维持激素治疗的患儿。因此，家长和患儿应积极配合治疗以尽早撤除激素。而对于仍有发育可能的儿童，是否需要减少激素使用应遵循医师专业指导，不可自行减量或停药。如果生长发育障碍情况持续存在，应当就医具体评估发生原因，并视情况遵医嘱使用生长激素。

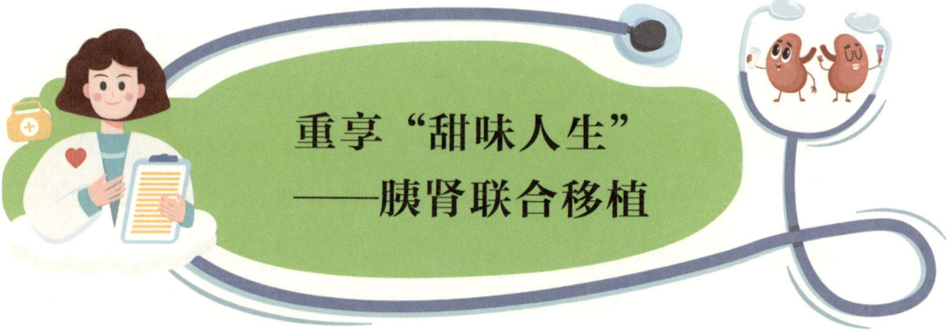

重享“甜味人生”
——胰肾联合移植

1. 什么是胰肾联合移植？

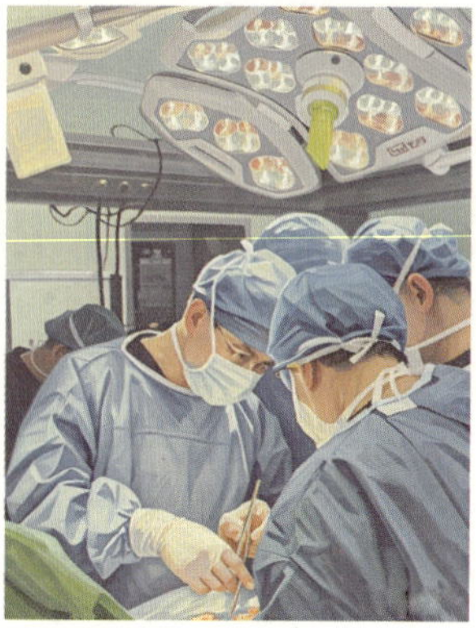

胰肾联合移植就是进行肾脏和胰腺的联合移植，相较于单纯的肾脏移植，胰肾联合移植通过一次手术治愈了尿毒症和糖尿病，让患者有了更好的生活质量和远期存活期。

胰肾联合移植术是治疗 1 型糖尿病终末期肾病和需使用大剂量胰岛素 2 型糖尿病终末期肾病的首选方法。很多糖尿病肾病患者可以通过胰肾联合移植手术终身摆脱透析和使用胰岛素的困扰。

2. 与单纯肾脏移植相比，胰肾联合移植有哪些优点？

胰肾联合移植的优点，主要在于移植的胰腺可以解决代谢紊乱的难题，帮助患者度过手术期的代谢困境，并且全身器官功能障碍的进展能够得到缓解乃至部分逆转，生存时间和生活质量会有极大的改善，患者可以长期受益。

3. 胰肾联合移植的手术类型有哪些?

胰肾联合移植手术类型可分为同期胰肾联合移植和分期胰肾联合移植,前者包括同侧同期胰肾联合移植和分侧同期胰肾联合移植,后者包括肾脏移植后胰腺移植及胰腺移植后肾脏移植。同期胰肾联合移植是当前主流的移植方式。

4. 胰肾联合移植术前需要做哪些准备?

♥**术前检查**

(1)体格检查:除按常规进行全面的体格检查外,还应该对下列情况进行相应检查,如腹膜透析管或动脉-静脉内瘘或用于血液透析的静脉插管状况;心脏、肺脏、血管、眼、脑和神经系统检查;肢体痛觉、温度觉检查,四肢末梢循环检查,以及注意有无糖尿病足。

(2)实验室检查:一般检查、胰腺内分泌功能检查、胰腺外分泌功能检查、抗胰岛素自身抗体检查、感染性疾病筛查、免疫学检查等。

(3)辅助检查:心电图、胸部正侧位 DR 数字 X 射线摄影、腹部及盆腔超声检查、纤维胃镜或胃肠透视、心脏彩色多普勒超声检查、双侧髂血管彩色多普勒超声检查、心脏冠脉 CTA 或造影、腹部血管 CT 成像、心功能检查、眼底照相、肢体外周神经传导速度测定以及其他选择性检查。

♥**调整身体状况**

(1)一般支持疗法:在等待移植期间,应进食高维生素饮食,建议每日 25～30 千卡/千克,其中糖类 50%、蛋白质 20%(摄入量每日 1.3～1.5 克/千克)、脂肪 30%。及时纠正低蛋白血症,治疗贫血,认真控制脂肪量。

(2)加强血液透析、消除水钠潴留,严格控制水、盐摄入,确保透析效果，监测体重，保持干体重。

(3)控制血糖：严格控制血糖可防止过度分解代谢，减少感染。因此，移植前应进行糖尿病饮食控制，严格控制血糖，血糖控制的目标值是空腹血糖 7.1 毫摩尔/升，餐后血糖 11.1 毫摩尔/升以下。

(4)控制高血压，改善心功能：术前通常需将血压控制在(130～140)/85 毫米汞柱以下。绝大多数糖尿病肾病患者降压治疗最有效、最稳妥的方法是透析期间控制水、盐摄入，清除过多的细胞外液，保持理想的干体重。通过血液透析减少容量负荷，达到理想体重后血压可趋于正常，降压药可以减量或停用。降压治疗可酌情选用血管紧张素转化酶抑制剂或血管紧张素受体拮抗剂(如沙库巴曲缬沙坦钠等)、钙通道阻滞剂(如硝苯地平等)、第三代 β 受体阻滞剂(如卡维地洛降血压效果好且不影响血糖)等，必要时，可联合应用降压药。

5. 胰肾联合移植手术后如何管理血糖？

胰肾联合移植患者术后早期血糖水平常常较高，而且波动幅度较大。由于移植胰腺功能对血糖的反馈抑制尚未完全建立，部分 1 型糖尿病患者可能发生低血糖。因此，必须严密监测血糖，控制血糖水平，使血糖水平维持在 6～10 毫摩尔/升。2 型糖尿病患者由于机体对胰岛素的敏感性降低，可能血糖恢复较慢，医生会酌情应用糖苷酶抑制剂(如阿卡波糖)和胰岛素增敏剂(如盐酸二甲双胍片)等。

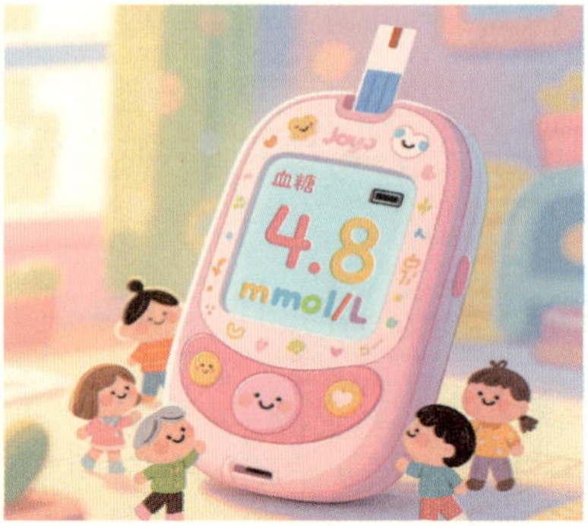

6. 胰肾联合移植手术后如何给予营养支持？

胰肾联合移植的患者，术前长期营养摄入不足、丢失大量蛋白质，机体处于慢性消耗状态。移植手术的创伤、术后较长时间的禁食、常规应用免疫抑制剂，使机体处于高分解状态，加重了营养缺乏。因此，对胰肾联合移植患者术后的营养支持是十分必要的。

术后最初几天，处于禁食期，肾功能尚未恢复，患者体内有较多尿素氮及肌酐等潴留，此期以调节水电解质平衡为主，能源物质主要为葡萄糖。术后3～4 天，除继续输注葡萄糖液体外，加用了氨基酸、脂肪乳。肠内营养开始前，先用米汤试餐，如可以耐受，则从低脂流质逐渐过渡到低脂半流质。术后 2 周开始以低脂、高蛋白质、高维生素饮食为主。术后 3～4 周开始，饮食原则以低脂、低胆固醇、高蛋白质为主。

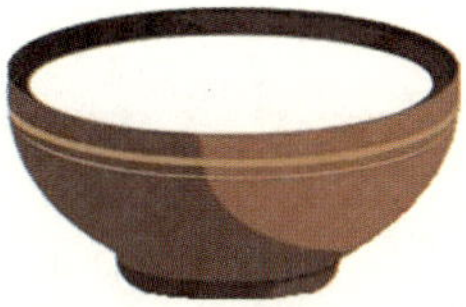

米汤面条

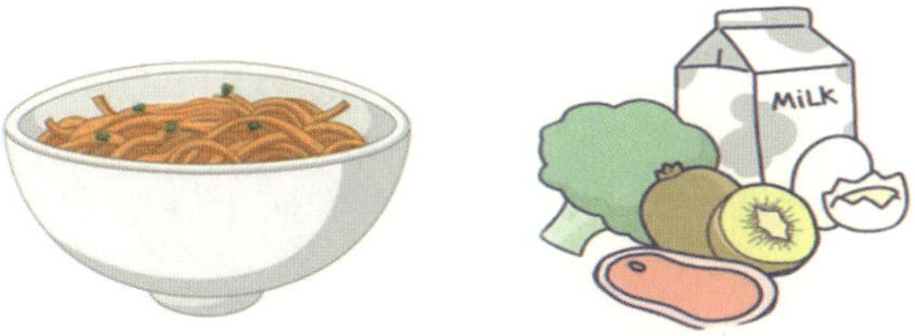

低脂、高蛋白质、高维生素

7. 胰肾联合移植后患者随访时需要注意哪些事项？

由于糖尿病合并尿毒症患者的易感性及全身血管病变、手术创伤大、移植胰腺外分泌处理的难点、术后应用较强免疫抑制剂等因素，胰肾联合移植手术风险高于其他外科手术。

术后随访的次数及间隔时间对每个患者都很重要，一般术后 3 个月内每周 1 次，3 个月后每 2 周 1 次，半年后每 2～3 周 1 次，1 年后每个月1次。

定期复查血常规、尿常规、空腹血糖、肝功能、肾功能、血清淀粉酶和脂肪酶、尿淀粉酶等一系列指标，移植胰腺内分泌功能检查，抗排斥反应药物浓度检测。

移植术后经常受到感染和其他疾病的威胁，且移植术后并发症较多，因此，通过随访及时发现和处理这些问题非常重要。糖尿病受者往往伴有心脑血管疾病、微循环障碍及相关器官功能异常，术后心肌梗死、脑出血和脑梗死发生率较高，是胰腺移植术后受者移植胰腺功能衰竭的主要原因。因此，术后随访除常规检查外，还必须密切关注血脂、心电图及心脏彩色超声等检查结果的变化，控制高血压、高血脂，并给予抗血小板和改善微循环治疗。

附录一　如何加入移植等待者名单?

以山东第一医科大学第一附属医院(山东省千佛山医院)的肾移植患者为例:

第一步:专家门诊就诊和初评

如果您想申请加入肾脏移植等待者预约名单,必须携带相关资料去医院移植专家门诊就诊,门诊专家给予初步评估。若患者基本情况合适,则给予开具入院通知单,入院进行全面评估;若门诊发现患者不合适肾移植,则不予登记。

第二步:入院全面查体和评估

本人携带开具的住院通知单,住院进行全面查体、配型及充分评估,若入院全面检查后,符合肾移植等待者登记条件,治疗组医师会给予开具“肾移植准予登记通知单”;若入院检查发现不符合肾移植等待者登记条件,则不予登记,或者发现合并其他系统严重并发症,则建议相应专科诊治后再评估,暂不予登记。

第三步:移植审核和登记

本人携带肾移植准予登记通知单和身份证到(器官移植资料室)指定地点进行登记,器官移植资料员给予审核上述相关材料,并签署“加入肾脏移植等待者预约名单知情同意书”。

第四步:COTRS 系统录入

器官移植资料员会将患者相关信息录入 COTRS 系统,一旦录入,您将会收到数据中心的信息:"您好! *** 已通过山东第一医科大学第一附属医院成功加入 COTRS 系统移植预约等待名单,请保持 24 小时联系通畅。如有疑问,请尽快与移植医院联系。"收到该信息,意味着已登记成功,开始移植排队。

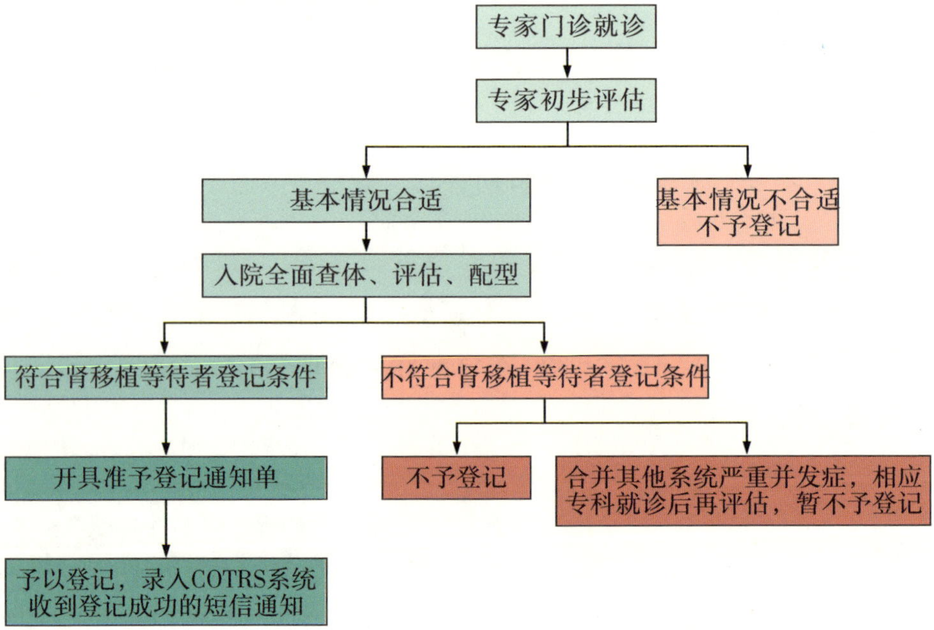

附录二　亲属活体器官移植流程图（以肾移植为例）

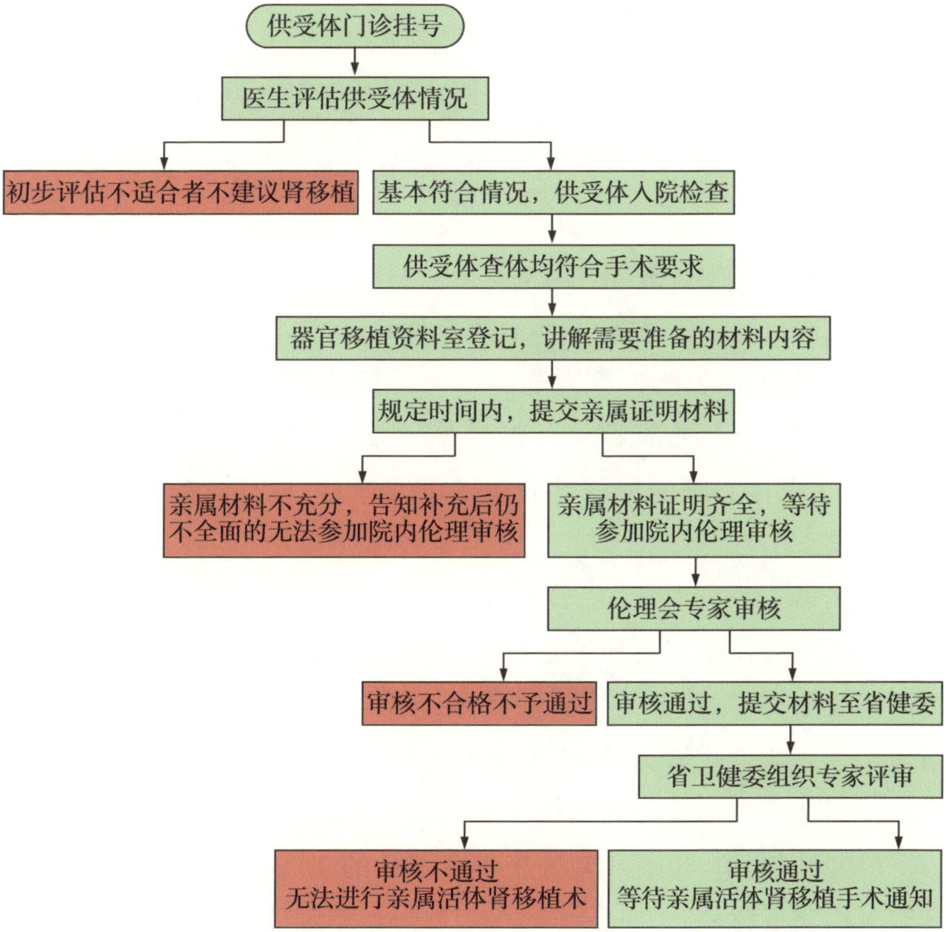

附录三　山东第一医科大学第一附属医院的器官移植案例

攻克医学巅峰，复杂病例中的心脏移植案例一
——紧急状态下的心脏移植

心脏移植是通过外科手术将一个健康的供体心脏移植到心脏病患者体内的过程。它主要用于治疗那些由于终末期心脏病而无法通过其他方法治疗的患者，如严重的心力衰竭、扩张型心肌病、重度冠状动脉疾病等。虽然心脏移植可以显著延长患者的寿命和提高生活质量，但由于供体心脏的稀缺性和手术的复杂性，它通常被作为最后的治疗手段。

山东第一医科大学第一附属医院（又称山东省千佛山医院）心脏移植外科团队在多年的移植工作中，面对各种复杂紧急的心脏移植病例不断攻坚克难，积累了丰富的实践经验，为广大心脏病患者带来了新生。在急危重症情况下，心脏移植是许多终末期心脏病患者最后的希望。紧急状态下的心脏移植不同于常规心脏移植，主要特点在于：

(1)时间紧迫：患者通常处于生命垂危的状态，通常需要在数小时到数天内完成移植。

（2）病情复杂：患者多伴有多器官功能衰竭，需要综合考虑各种医疗因素，制定紧急处理方案。

（3）团队协作：需要多个专业科室的紧密合作。

案例

患者何某，男性，中年，以“胸闷、乏力10余年，加重伴晕厥9天”入院。患者10年前无明显诱因出现胸闷、乏力等症状，不伴胸痛，无呼吸困难，无头晕、头痛。患者被诊断为扩张型心肌病，病情逐渐加重，近9天内多次晕厥，并进行过心肺复苏。术前心脏超声显示：左室射血分数（LVEF）：22.71%；全心大，左房、左室为著，左室呈球形；二尖瓣脱垂并关闭不全（重度）；肺动脉高压（平均压约29 mmHg）；二尖瓣反流（大量）。肝功能和肾功能：丙谷转氨酶54.5 U/L；丙草转氨酶126 U/L；肌酐282 μmol/L。入院诊断为：①扩张型心肌病；②肺动脉高压；③心肺复苏后；④二尖瓣脱垂并关闭不全（重度）；⑤心功能Ⅳ级；⑥心房颤动；⑦缺血缺氧性脑病；⑧肝功能不全；⑨肾功能不全；⑩肺部感染。

患者入院后血压难以维持，升压药剂量大，予以主动脉内球囊反搏（IABP）置入，但效果欠佳。紧急置入体外膜肺氧合（ECMO）辅助，并持续行连续肾脏替代疗法（CRRT）及血浆置换。患者肝功能受损的情况明确，胆红素持续上升。在科主任王东主持的多学科会诊后，考虑心脏移植是唯一可能的治疗手段。随后，经过漫长的等待，患者成功进行了心脏移植手术。术后，患者心功能有明显改善，术后5日在床旁撤除ECMO，肝肾功能逐渐恢复。经过一系列的抗感染治疗和多学科会诊，患者病情进一步好转。术后2个月后返回普通病房治疗，之后病情逐渐好转并平安出院。

紧急状态下的心脏移植的重要性

一是挽救生命，紧急状态下心脏移植是许多终末期心脏病患者的唯一希望。传统治疗手段无法缓解病情时，心脏移植能够在最短时间内挽救患者生命，并极大提高其生存率。

二是提高生活质量，患者术后心功能恢复正常，可以重新进行日常活动，回归正常生活。但紧急状态下心脏移植也面临着很多挑战：

（1）供体稀缺。心脏供体的稀缺性是紧急状态下心脏移植面临的最大挑战。由于心脏供体的稀缺，很多患者在等待移植的过程中病情迅速恶化，甚至失去手术机会。因此，社会需要加强对器官捐献的宣传，提高公众的器官捐献意识。

（2）手术复杂。心脏移植手术本身技术要求高，手术过程中需要处理各种复杂的生理变化，如血流动力学的不稳定、多脏器功能衰竭等。术后还需要长期的免疫抑制治疗以防止排斥反应。

（3）术后管理。移植后的管理同样重要，包括术后感染的防治、排斥反应的监测、免疫抑制剂的使用等。这些都需要移植团队与患者及家属的密切配合。

攻克医学巅峰，复杂病例中的心脏移植案例二
——再次心脏移植

心脏移植手术是终末期心脏病患者的最后救命手段，为众多患者带来了新的生命。然而，对于成功接受心脏移植手术并生存多年后再次需要进行心脏移植的患者，手术难度和复杂性进一步增加。

案例

患者高某，男性，中年，以“心脏移植术后18年，胸闷、头晕1周”入院。2004年，患者因“胸闷”于医院就诊，被诊断为扩张型心脏病、终末期心脏，并在山东第一医科大学第一附属医院行心脏移植术。术后给予预防感染、抗排异反应、营养心肌等治疗，病情好转后出院。2021年，患者自觉胸闷、心前区不适，被诊断为冠状动脉粥样硬化性心脏病，于当年行冠状动脉造影＋经皮冠状动脉腔内成形术(PTCA)，术后恢复良好。2023年患者再次自觉胸闷、心前区不适，并再次前来就诊，入院后行冠状动脉造影提示多处狭窄。心脏移植王东团队经多次组织病例讨论，认为患者目前处于心脏移植术后移植物慢性排异状态，再次心脏移植是其唯一有效的治疗措施。一边是难度超乎想象的二次心脏移植手术，一边是求生意志强烈的垂危患者。毁誉还是救命？面对这一抉择，团队毫不犹豫地选择了后者。经过反复论证，最终为患者制定了个性化的治疗方案。

2023年3月，患者接受了第二次心脏移植手术，虽然手术过程存在一定的困难，但相对顺利。患者迎来了人生的第三颗心脏。术后，患者继续接受综合治疗，心功能逐渐恢复，肝肾功能保持稳定，病情逐渐好转，并顺利出院。

18年后再次心脏移植的特殊性

一是生理上的挑战。18年后的再次心脏移植不仅仅是一个简单的重复手术,它涉及多个复杂的生理变化和挑战。长期使用免疫抑制剂可能导致患者多系统的损害,如肾功能衰竭、肝功能损害、骨质疏松等。同时,患者可能存在多种并发症,如冠状动脉疾病、高血压、糖尿病等,增加了手术的复杂性。

二是心理上的挑战。长期患病和多次手术的经历,给患者和家属带来了巨大的心理压力。患者面对再次心脏移植时,可能会有焦虑、抑郁、恐惧等情绪,需要医疗团队给予足够的心理支持和关怀。

三是手术难度的增加。再次心脏移植手术的难度远高于首次移植。手术过程中需要处理大量的粘连组织,术中出血的风险也会增加。此外,由于患者曾经接受过心脏移植,术后的免疫反应更为复杂,增加了抗排异反应治疗的难度。

四是罕见性与研究价值。再次心脏移植病例在临床上相对罕见,具有重要的研究价值。通过对这些病例的研究,可以进一步了解心脏移植的长期效果,总结出更为有效的术后管理经验,提高未来手术的成功率和患者的生活质量。

再次心脏移植是一个极具挑战性和复杂性的医疗过程,它不仅需要高度专业的技术和设备,还需要多学科团队的紧密合作。因此,我们希望通过不断的研究和技术创新,进一步提高手术的成功率,推动医疗技术的发展,为更多的终末期心脏病患者带来新的希望和生命。

攻克医学巅峰，复杂病例中的心脏移植案例三
——多次心脏手术后心脏移植

对于经历多次心脏手术的患者而言，再次进行心脏移植手术则更具挑战性。

案例

患者李某，女性，中年，以“心悸、胸闷10余年，加重1年余“入院。患者心脏病史可以追溯到十余年前，当时因心悸、胸闷、头晕等症状首次就医，被诊断为风湿性心脏病。随后，接受了二尖瓣机械瓣置换术和三尖瓣修补术，症状一度好转。但患者病情再次恶化，并伴有腹胀和呕吐等症状，不得不在2022年7月进行第二次手术(三尖瓣生物瓣膜置换术)。然而，术后患者的症状并未得到明显改善，依旧饱受病痛折磨。面对病情的反复，患者和她的家人决定寻找更为彻底的治疗方法。

经过多方咨询，他们来到山东第一医科大学第一附属医院冠心病与心脏移植外科，经过科主任王东团队评估，认为心脏移植才是患者最优选的治疗措施。团队多次和患者及其家属进行交流沟通，他们的手术意愿强烈，决定进行心脏移植手术。这不仅是因为移植手术可以从根本上解决患者的心脏问题，更因为这是一条重获新生的希望之路。

2023年初，患者顺利接受了心脏移植手术。术后，在医护人员的精心照料下，顺利康复，并于术后两周平安出院。

她不仅恢复了正常的生活，还积极参与到社区活动中，成为了心脏移植宣传的志愿者。李女士的故事，展示了心脏移植手术给患者带

来的巨大改变，也激励着更多患者勇敢面对病魔，追寻健康和希望。

多次心脏手术后进行心脏移植术的挑战

除了生理和心理上的挑战。多次心脏手术后的心脏移植术难度远高于首次移植。手术过程中需要处理大量的粘连组织，术中出血风险增加。另外，由于患者曾多次接受心脏手术，术后免疫反应更为复杂，增加了抗排异反应治疗的难度和风险。

心肾联合移植接力完成！
终末期器官衰竭患者顺利迎新生

2023年9月，山东第一医科大学第一附属医院器官移植中心的王建宁副院长带领完成的一例心肾联合移植手术患者顺利康复出院，重新回归正常生活。这是医院继开展心肺联合移植、肝肾联合移植、胰肾联合移植后，在多器官移植技术领域的又一次重大突破，标志着医院器官移植技术已覆盖胸、腹腔所有器官，达到国际领先水平。

生命鲜有重启的机会，对于终末期器官衰竭的患者来说，器官移植是唯一的希望，被称为外科学的“王冠”，它的成功开展是一个医院整体实力的象征。山东第一医科大学第一附属医院是国内首批获得同时具有心、肝、肾器官移植资质的医院，多年来在器官移植专业上持续发力，被确定为山东省结构性心脏病介入技术医疗质量控制中心和山东省人体捐献器官获取医疗质量控制中心单位，以及山东省医学会器官移植分会主委单位。

世界第一例心肾联合移植手术于1978年成功开展，但由于心肾联合移植手术的难度系数更高，加之供体来源和技术力量等众多因素制约，直至1988年，才有报道世界第一例长期存活的心肾联合移植。与欧美国家相比，我国心肾联合移植开展较晚，目前国内心肾联合移植手术案例数屈指可数，仅在几家大的移植中心开展。

患者为一名年轻男性，罹患肾衰竭合并扩张型心肌病，已行血液透析2年余。由于肾功能不全合并扩张型心肌病，其生活质量非常差，每次血液透析都使得他异常痛苦，让他非常渴望器官移植手术。他在得知山东第一医科大学第一附属医院器官移植在山东省内处于领先水平后，慕名自甘肃来院寻求帮助。在门诊，王建宁详细了解了患者的病情,收入院后评估其身体情况。当时患者心脏功能尚可,遂建议其等待合适肾源行肾移植。由于供体器官紧张,在漫长的等待过程中,患者的扩张型心肌病进一步加重,心脏超声提示EF值降至22%(正常大于等于55%),联系医院冠心病与心脏移植外科主任王东会诊,分析患者由于心脏功能已到了终末期,根本无法单独接受肾脏移植的手术治疗,心肾联合移植是唯一的治疗方式。于是立即组织肾移植外科、冠心病与心脏移植外科、重症医学科、肾病学科、麻醉与围术期医学科、手术室、输血科、药学部、心外监护室等多学科联合会诊,认为患者已符合心肾联合移植的手术标准,详细讨论了手术方案、免疫抑制及围手术期管理策略,并经上报医院重大手术审批和人体器官移植技术临床应用与伦理委员会审批通过。

经过艰难的等待,2023年5月15日医院器官移植中心收到一例捐献信息,经评估发现供体与患者的配型匹配程度良好,且供体家属同意其身故后同时捐献心脏、肾脏、肝脏等器官。由于心脏、肾脏均来自同一供体,这有助于降低患者心肾联合移植术后排异等反应的风险。

5月19日清晨,患者被接进手术室,一场惊心动魄的心肾联合移植手术正式拉开帷幕……首先由冠心病与心脏移植外科王东主刀,作为心肾联合移植手术的"头阵",实施心脏移植,手术非常顺利,移植心脏顺利自动复跳,心脏移植成功。接下来由肾脏移植外科王建宁、张晓明主刀,实施肾脏移植,手术顺利结束,患者尿量很快恢复。整个心肾联合移植手术历时10个小时,患者进入心外监护室在盛春红护士长的护理团队中进行术后的康复治疗。在医护团队的精心诊治下,患者在术后顺利闯过排斥关、感染关、脏器功能恢复关等一系列难关,顺利出院。

山东第一医科大学第一附属医院自20世纪90年代开展移植以来,经过持续不懈努力,在公民逝世后器官捐献、大器官移植和多器官联合移植领域一直处在全省领先地位。心肾联合移植手术最大难点在于，两个器官病理生理机制不同，会相互制约和影响；同时，心肾联合移植的术后并发症发生率也相当高。本例心肾联合移植手术的成功也为更多终末期器官衰竭患者的新生开启了更加美好的未来。

9 岁心肌病患儿成功换"心"

患儿城城来自聊城市高唐县。2017 年 7 月的一天，他在家里突然呕吐，并出现呼吸困难的症状。他脸色发黄，嘴唇发白，什么都吃不下去，吃了就吐。城城的妈妈被吓得不知所措，赶紧带他到医院检查。当地医生发现他是心肌扩大，建议到济南进一步确诊。

2018 年 1 月，城城一家来到山东第一医科大学第一附属医院。接诊的心外二科主任刘天起诊断认为，城城患的是扩张型心肌病（终末期），根据目前的医疗技术条件，除了心脏移植，没有其他更好的办法。心脏移植需要供体，而供体是异常稀缺的，需要排队等待合适的捐献者捐献。

等待是煎熬的，幸运的是，2018 年 5 月 14 日，科室为城城找到了合适的供体，为了保障安全，需要尽快进行移植手术。5 月 15 日下午 3 点，城城被推进了手术室，手术进行了 3 个多小时，在麻醉、体外循环、超声等科室的密切配合下，手术圆满完成。术后，城城身体血压、pH 值、电解质、出水量等数值渐渐达到正常标准，这表明移植的心脏已开始在城城体内正常运转。

6 月 20 日，城城迎来了他的 10 岁生日，他许下了一个小小的"心"愿——长大后也要成为一名医生。

心外二科、山东省心脏移植中心主任刘天起说："刚来的时候城城的病情很严重，心脏是正常孩子的三倍大小。如今经过一个多月的恢复，城城已经达到出院条件，近日就能出院。""除了需要口服抗排异药物，其他和正常孩子没有区别，正常的运动比如跑、跳都没问题。"刘天起说。

据悉，城城是目前为止（2018 年 5 月）山东第一医科大学第一附属医院接诊的年龄最小的心脏移植患者，也是医院第 85 例心脏移植患者。

山东第一医科大学第一附属医院器官移植特殊贡献科室
——肝移植肝脏外科

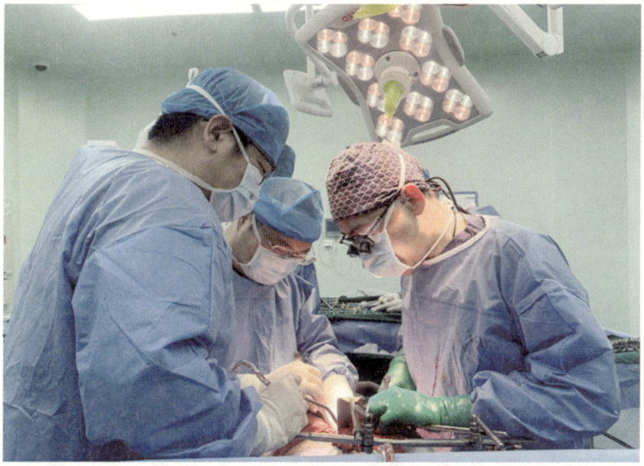

山东第一医科大学第一附属医院的肝移植肝脏外科以其卓越的技术水平和贴心的医疗服务，成为医院的先锋科室之一。近期（2025年3月），该科室又成功抢救多名危重患者，再次彰显了其在终末期肝病治疗领域的强大实力和先锋模范作用。

技术创新：攻克难关，引领前沿

肝移植肝脏外科作为山东省内最早开展肝移植手术的专业科室，深耕二十余年，积累了丰富的终末期肝病诊疗经验。近年来，科室不断探索新技术，成功开展了小儿亲体肝移植、原位肝脏移植、背驮式肝脏移植、减体积肝脏移植、活体肝移植、肝肾联合移植、跨血型肝脏移植、二次肝移植等多种高难度手术。这些技术的开展，不仅填补了省内多项技术空白，更为复杂肝病患者带来了新生的希望。作为省城首家年肝移植例数过百的团队，肝移植肝脏外科的移植数量和移植质量都达到国内一流水平，2024 年移植例数在全国 95 家肝移植中心中排名 14 位。

在近期的一例复杂肝衰竭中年女性患者救治中，科室充分发挥多学科联合诊疗（MDT）的优势，成功救治了一名合并肝肾综合征、急性肾损伤、弥散性血管性凝血（DIC）、消化道出血、自身免疫性溶血性贫血、复杂感染的危重患者。通过 MDT 团队的紧密合作，患者在术前接受了精准的对症治疗，并在术中、术后得到了全方位的生命支持。以技术创新锤炼驱除病魔之刃，这一成功案例再次证明了科室在高难度手术和复杂病情管理上的卓越能力。

服务患者：用心用情，守护健康

"以患者为中心"是肝移植肝脏外科始终坚持的服务理念。科室注重优化服务流程，确保患者在最短时间内得到救治。在面对危重患者时，团队总能在第一时间迅速集结，无论是周末还是节假日，生命的接力从不延误。这种"病情刻不容缓，机会稍纵即逝"的理念，让无数患者在绝望中看到了希望。

在术后管理方面，科室通过精准的围手术期管理，为患者提供全方位的康复支持。上面这张照片是在最近一次肝友会中，两位肝移植术后健康生存 20 年的肝友向众多刚完成移植的病友交流生活经验时拍摄的。以人文关怀铸就守护生命之盾。通过精细化的医疗服务，不仅提高了患者的生存率，更提升了患者的生活质量。

凝聚力量、砥砺前行，再创佳绩

科室注重人才培养，通过"传帮带"模式，帮助年轻医生快速成长，为科室的可持续发展奠定了坚实基础。科室继续以技术创新为驱动，以患者需求为导向，在攀登医学高峰的道路上书写更多生命奇迹。荣誉是激励，更是鞭策。肝移植肝脏外科将继续在技术创新和服务患者方面深耕细作。

未来，科室将进一步加强与国内外知名医疗机构的合作，引入更多前沿技术，推动肝移植手术的规范化和精细化。同时，科室还将继续优化服务流程，提升服务质量，为患者提供更加优质、高效的医疗服务。以先锋之姿，铸医疗辉煌；为医院的发展、为患者的健康保驾护航，为医院的高质量发展谱写新的篇章！

76岁老年患者在肝移植术后重获新生

2022年4月，山东第一医科大学第一附属医院肝移植肝脏外科在滕木俭、李自强团队带领下，历时6小时，成功为济南一例76岁男性老年患者完成无输血肝脏移植手术，老人术后11天顺利出院，成为医院年龄最大的肝移植患者。

患者为乙肝肝硬化伴有符合杭州标准的肝肿瘤，术前发现肝肿瘤后经过介入治疗、射频消融治疗配合靶向药物降期治疗，肿瘤控制良好，但是肝功能不能维持患者接受下一步治疗，肝移植成为唯一能挽救其生命、提高生活质量的治疗手段。

高龄状态成为肝移植团队面临的一个重要手术难关，这个年龄即使进行常规手术亦存在较大风险。为保障患者围手术期安全，肝移植肝脏外科团队做了充分的术前准备，与麻醉科、手术室、心内科等相关科室举行多学科会诊，针对老人术中及术后可能出现的并发症制定周密的手术方案及相应的处理预案。

4月8日，收到捐献肝脏与患者配型成功的信息，立即启动移植程序。术中精细操作，最大程度减少手术对患者生命体征的影响，特别是在无肝期及新肝开放阶段，整个过程迅速且有序，波澜不惊，平稳顺利地完成换肝手术。

术后，高龄患者面临心肺功能关、感染关、排异关等，在肝移植监护团队精心护理治疗下，患者成功地度过了术后高风险期，术后3天自行坐起，并逐渐下床活动。

之后，患者恢复顺利，肝功能指标均已达正常水平，免疫抑制剂浓度稳定，饮食正常活动自如，于4月19日顺利康复出院。

近年来，山东第一医科大学第一附属医院肝移植团队得到越来越多患者的信任和认可，手术例数逐年递增，手术难度不断提升，也为更多患者带去新生的希望。

“移”路同行，“肺”常呵护
——成功完成一例双侧肺移植手术

肺移植技术也称为“换肺术”，是治疗终末期呼吸系统疾病的重要手段，通过移植健康肺脏替代病变肺脏可有效改善患者的生活质量和预后，对终末期肺病患者来说，肺移植是唯一有效的治疗技术，为无数家庭带去希望的曙光。由于供体短缺、手术难度大、术后管理难、并发症多等因素，国内能够开展肺移植手术的单位并不多。医院胸外科肺移植技术最早可以追溯到2005年，科室即成功实施了第一例同种异体肺移植手术。2023年12月，在国内肺移植知名专家陈静瑜教授的指导下，院长田辉带领下医院肺移植团队成功完成一例双侧肺移植手术。

而立之年正是人一生中最美好的年纪，然而刚过30岁的小杨却饱受职业病——“矽肺”的痛苦折磨。近年来，他的病情迅速进展，已经气喘到生活无法自理的程度，“人生的活动半径取决于氧气管的长度”成为他的真实写照。因此，肺移植成了小杨唯一的希望。

据田辉院长介绍，肺移植虽然是治疗终末期肺病的有效方法，但因为要求供肺冷缺血时间必须尽量短，肺脏又是与外界存在气体交换的特殊器官，术后感染风险高，加之“心肺相连”，患者在肺功能衰竭的同时，心脏功能也受到较大影响，诸多因素导致手术充满风险与挑战。小杨入院后，田辉院长领衔的胸外科联合手术室、麻醉与围术期医学科、重症医学科、呼吸与危重症医学科、康复医学科、放射科、输血科、感染管理科等科室专家组成的多学科团队，对患者进行了综合评估，一致认为符合肺移植手术指征。

为了确保手术顺利进行，手术团队为手术中的各环节都设置了多个预案。手术从11月29日下午1时开始，由于患者终末期矽肺，胸膜腔广泛粘连、肺门冻结，解剖变异，手术难度大大增加，在肺移植团队的通力协作下，历经5个多小时，院长田辉、肺外科副主任王伟顺利完成在ECMO辅助下的双侧肺移植手术。

不过完成移植手术，对于整个肺移植治疗只能说是刚刚开始。虽然移植供受体都是经过严格的配型匹配，但毕竟不是"原装"，尤其是肺移植，由于气管的血液供应较少，术后气管吻合口的愈合是一大难题。肺脏是开放性器官，有效控制感染也是个难关，由于存在不同程度的排斥反应，也会导致患者伤口愈合困难。诸多因素，导致肺移植患者术后管理远比常规手术甚至其他移植手术复杂，抗排斥、预防感染、气道愈合情况、呼吸功能锻炼、肢体功能锻炼、营养状况等都必须兼顾，任何一个环节的疏忽都可能会导致手术失败。

为此，医院专门成立肺移植MDT团队，负责小杨的术后管理，医护小组昼夜守护、处处关注，随时调整诊疗策略方案、及时处置各类问题。秉承加速康复理念(ERAS)，团队专门为小杨制定个性化术后管理方案，帮助患者快速康复，重获呼吸自由。在团队共同努力、悉心照顾、精心指导下，小杨手术进入快速康复阶段，术后1天顺利撤除ECMO辅助，术后2天撤去呼吸机支持，并开始经口进食，术后4天开始进行床旁康复锻炼。术后8天，小杨已经可以在鼻导管吸氧下进行站立行走及相应的康复锻炼。各类肺移植术后常见的移植肺失功、急性排斥反应、急性心功能不全、肺部感染、肾功能不全、吻合口瘘等常见并发症均未出现。经过积极康复训练，小杨的一般状况逐步改善，经肺移植MDT团队专家的一致评价，达到出院标准，顺利出院。

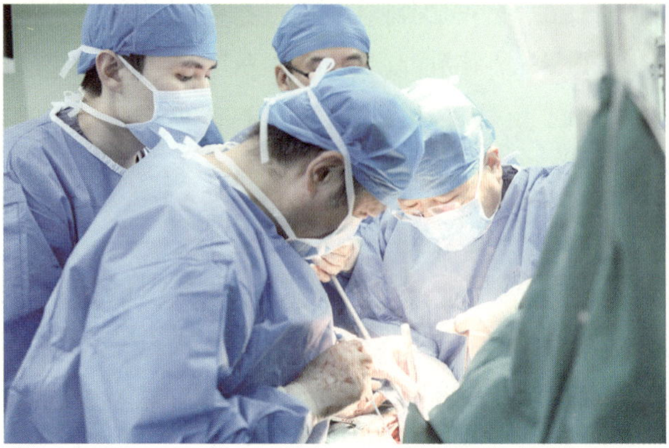

院庆60周年“千医团队奖”
——山东第一医科大学第一附属医院领跑省内器官移植

心脏移植：山东省内心脏移植领域医学高地

2003年医院成功进行第一例心脏移植手术，2007年7月成为经原卫生部批准的山东省心脏移植定点单位，同年，山东第一医科大学第一附属医院器官移植（由心脏移植、肝移植和肾移植组成）被省政府批准为泰山学者岗位。

2010年12月，在心脏生物瓣膜研究室基础上，由山东省科技厅批准组建山东省心脏移植与材料工程技术研究中心，2013年11月成为省级工程技术研究中心。

2011年11月，山东省心脏移植中心在医院心外科挂牌成立。

两个省级中心的成立，为医院心脏移植临床与科研有机结合建立了良好平台，迅速提升了山东省在国内该领域的地位。目前，医院手术开展已经非常成熟，术中麻醉、体外循环、术后管理等也都非常完善，心脏移植手术已经成为科室的常规手术。同时开展心肺联合移植、心肾联合移植等手术。

肾脏移植：填补省内ABO血型不相容肾脏移植手术的空白

2018年4月9日，医院泌尿外科团队成功将一位A型血母亲的左肾移植给了其O型血患有尿毒症的儿子。这是一台有标志性意义的手术，它填补了山东省在此技术上的空白，同时意味着饱受尿毒症折磨的患者增加了1/3的肾脏供体。

肾脏移植是山东第一医科大学第一附属医院的重要工作之一，是山东省泰山学者岗位的主要组成部分。自1991年成功开展了第一例肾移植手术以来，到2020年6月已行肾移植手术近3000例，省内排名第一位，2019 年国内排名第 10 位。同时，医院积极开展活体肾移植和 DCD 供体肾移植工作，活体移植供体的获取全部采用腹腔镜下手术进行微创切取，最大限度地减少了供体的创伤。

除此以外，近年来，科室在儿童、老年肾移植及高抗体（PRA 大于 30%）肾移植方面也进行了潜心研究，并且特别注重了肾移植患者的术前、术中、术后的围手术期管理，注重每一位移植患者的个体化用药，为肾移植患者的长期带功能、高质量存活打下了良好的基础，积累了丰富的临床经验。

肝脏移植

自 2002 年在山东省率先开展肝脏移植以来，省内排名第 2 位，2019 年国内排名第 34 位。患者涵盖了因乙肝、丙肝、酒精肝、肝豆状核变性、胆汁性肝硬化等各种原因导致的终末期肝硬化以及肝癌、肝癌术后复发等疾病，也有因终末期肝病导致的肝昏迷、肝肾综合征、消化道出血等危重患者。医院先后开展改良背驮式原位肝脏移植术、减体积肝脏移植术、经典原位非转流肝脏移植术、二次肝移植术、无输血肝脏移植术、活体肝脏移植术、跨血型肝脏移植术等，其肝移植诊疗技术和肝胆外科诊疗技术达到了国内先进水平。

目前，北京天使妈妈基金会"新肝宝贝"救助计划已落户医院，救助对象为山东省 0～14 岁需要做肝移植的贫困患儿和孤残儿童；胆道闭锁、胆汁淤积等需要肝移植和葛西手术的患儿。根据病情，每位入选该计划需要做肝移植的山东贫困患儿可获得 3 万元至 5 万元不等的专项资助，病情较为复杂的患儿，可酌情增加救助基金。

山东第一医科大学第一附属医院器官移植团队为 2024 年的新年献礼

元旦佳节，家人的团聚，亲友间的拜访，祖国大地上洋溢着欢乐的气息。但是有这样一群人，他们为了终末期器官衰竭患者的身体健康，甘愿付出宝贵的假期团聚时间，只为患者能够早日脱离病痛的折磨。他们就是最敬业的医护人员———器官移植团队。

公历新年的第一天，山东第一医科大学第一附属医院开展了新年第一例器官捐献。根据中国人体器官分配与共享计算机系统的科学分配，这一天器官移植团队同时开展了肾移植和肝脏移植。副院长王建宁率领肾移植团队，以精湛的技术顺利完成了新年首例公民逝世后器官捐献(DCD)肾移植手术。肾移植团队成员在接到移植工作群中器官捐献通知后，立即放弃元旦的休息安排，通知患者、病房准备、联系手术室……时刻准备打响新年肾移植的“首战”；由于 2023 年最后一个工作周已完成 11 例肾移植，这使肾移植术后监护病房护理人手紧缺，为了做好新年首例肾移植工作，三病区操晓红护士长率先到岗，协助患者迅速完成围手术期准备。新年的首台器官移植工作在有条不紊地进行着，下午 1 点新年第一例肾移植手术顺利完成；下午 6 点 30 分，新年第一例肝移植手术也在李自强主任带领下顺利完成。

2023 年器官移植团队勇攀新高，肾移植数量在省内排名第一。过去的 2023 年，山东第一医科大学第一附属医院器官移植工作成绩斐然。肾移植团队高质量完成 276 例肾脏移植手术，移植数量在省内排名第一；肺移植团队在田辉院长带领下成功完成一例 ECMO 辅助下的双侧肺移植手术并顺利出院；肝移植团队完成肝移植 79 例，创历史新高，移植数量位列省内第二位；心脏移植团队完成心脏移植 30 例，其中，人工心脏移植 2 例。276 例肾脏移植中 DCD 肾移植 252 例，儿童移植 8 例，胰肾联合移植 4 例，胰腺移植 1 例，心肾联合移植 1

例;亲属活体肾脏移植 24 例(包括 ABO 血型不相容肾移植 1 例)。这一串串数字的背后,见证了一场场生命的接力,一个个希望的诞生,不仅传递了人性的光辉,更播撒了人间的大爱和温暖。器官移植手术都是急诊,获取了捐献器官后必须在最短的时间内将器官移植到受体体内,以保证移植的质量和安全。对于器官移植团队而言,连夜作战和连续作战已成为器官移植团队的家常便饭。过去的一年,山东第一医科大学第一附属医院已帮助 107 例大爱捐献者完成器官捐献,完成大器官移植近 400 例,双双创下历史新高。

作为山东省器官移植技术的领跑者,山东第一医科大学第一附属医院一直将器官移植作为医院重点打造的特色技术品牌,也是全国 23 家同时拥有肝、肾、心、肺、胰腺和小肠六种器官移植执业资质的医院之一,器官移植“六驾马车”为众多终末期器官衰竭患者带来重获新生的希望。

附录四 《人体器官捐献和移植条例》

第一章 总 则

第一条 为了规范人体器官捐献和移植，保证医疗质量，保障人体健康，维护公民的合法权益，弘扬社会主义核心价值观，制定本条例。

第二条 在中华人民共和国境内从事人体器官捐献和移植，适用本条例；从事人体细胞和角膜、骨髓等人体组织捐献和移植，不适用本条例。

本条例所称人体器官捐献，是指自愿、无偿提供具有特定生理功能的心脏、肺脏、肝脏、肾脏、胰腺或者小肠等人体器官的全部或者部分用于移植的活动。

本条例所称人体器官移植，是指将捐献的人体器官植入接受人身体以代替其病损器官的活动。

第三条 人体器官捐献和移植工作坚持人民至上、生命至上。国家建立人体器官捐献和移植工作体系，推动人体器官捐献，规范人体器官获取和分配，提升人体器官移植服务能力，加强监督管理。

第四条 县级以上人民政府卫生健康部门负责人体器官捐献和移植的监督管理工作。县级以上人民政府发展改革、公安、民政、财政、市场监督管理、医疗保障等部门在各自职责范围内负责与人体器官捐献和移植有关的工作。

第五条 红十字会依法参与、推动人体器官捐献工作，开展人体器官捐献的宣传动员、意愿登记、捐献见证、缅怀纪念、人道关怀等工作，加强人体器官捐献组织网络、协调员队伍的建设和管理。

第六条　任何组织或者个人不得以任何形式买卖人体器官，不得从事与买卖人体器官有关的活动。

第七条　任何组织或者个人对违反本条例规定的行为，有权向卫生健康部门和其他有关部门举报；对卫生健康部门和其他有关部门未依法履行监督管理职责的行为，有权向本级人民政府、上级人民政府有关部门举报。接到举报的人民政府、卫生健康部门和其他有关部门对举报应当及时核实、处理，对实名举报的，应当将处理结果向举报人通报。

第二章　人体器官的捐献

第八条　人体器官捐献应当遵循自愿、无偿的原则。

公民享有捐献或者不捐献其人体器官的权利；任何组织或者个人不得强迫、欺骗或者利诱他人捐献人体器官。

第九条　具有完全民事行为能力的公民有权依法自主决定捐献其人体器官。公民表示捐献其人体器官的意愿，应当采用书面形式，也可以订立遗嘱。公民对已经表示捐献其人体器官的意愿，有权予以撤销。

公民生前表示不同意捐献其遗体器官的，任何组织或者个人不得捐献、获取该公民的遗体器官；公民生前未表示不同意捐献其遗体器官的，该公民死亡后，其配偶、成年子女、父母可以共同决定捐献，决定捐献应当采用书面形式。

第十条　任何组织或者个人不得获取未满 18 周岁公民的活体器官用于移植。

第十一条　活体器官的接受人限于活体器官捐献人的配偶、直系血亲或者三代以内旁系血亲。

第十二条　国家加强人体器官捐献宣传教育和知识普及，促进形成有利于人体器官捐献的社会风尚。

新闻媒体应当开展人体器官捐献公益宣传。

第十三条 国家鼓励遗体器官捐献。公民可以通过中国红十字会总会建立的登记服务系统表示捐献其遗体器官的意愿。

第十四条 红十字会向遗体器官捐献人亲属颁发捐献证书，动员社会各方力量设置遗体器官捐献人缅怀纪念设施。设置遗体器官捐献人缅怀纪念设施应当因地制宜、注重实效。

中国红十字会总会、国务院卫生健康部门应当定期组织开展遗体器官捐献人缅怀纪念活动。

第三章 人体器官的获取和移植

第十五条 医疗机构从事遗体器官获取，应当具备下列条件：

（一）有专门负责遗体器官获取的部门以及与从事遗体器官获取相适应的管理人员、执业医师和其他医务人员；

（二）有满足遗体器官获取所需要的设备、设施和技术能力；

（三）有符合本条例第十八条第一款规定的人体器官移植伦理委员会；

（四）有完善的遗体器官获取质量管理和控制等制度。

从事遗体器官获取的医疗机构同时从事人体器官移植的，负责遗体器官获取的部门应当独立于负责人体器官移植的科室。

第十六条 省、自治区、直辖市人民政府卫生健康部门根据本行政区域遗体器官捐献情况，制定遗体器官获取服务规划，并结合医疗机构的条件和服务能力，确定本行政区域从事遗体器官获取的医疗机构，划定其提供遗体器官获取服务的区域。

从事遗体器官获取的医疗机构应当在所在地省、自治区、直辖市人民政府卫生健康部门划定的区域内提供遗体器官获取服务。

医疗机构发现符合捐献条件且有捐献意愿的潜在遗体器官捐献人的，应当向负责提供其所在区域遗体器官获取服务的医疗机构报告，接到报告的医疗机构应当向所在地省、自治区、直辖市红十字会通报。

任何组织或者个人不得以获取遗体器官为目的跨区域转运潜在遗体器官捐献人，不得向本条第三款规定之外的组织或者个人转介潜在遗体器官捐献人的相关信息。

第十七条　获取遗体器官前，负责遗体器官获取的部门应当向其所在医疗机构的人体器官移植伦理委员会提出获取遗体器官审查申请。

第十八条　人体器官移植伦理委员会由医学、法学、伦理学等方面专家组成，委员会中从事人体器官移植的医学专家不超过委员人数的四分之一。人体器官移植伦理委员会的组成和工作规则，由国务院卫生健康部门制定。

人体器官移植伦理委员会收到获取遗体器官审查申请后，应当及时对下列事项进行审查：

（一）遗体器官捐献意愿是否真实；

（二）有无买卖或者变相买卖遗体器官的情形。

经三分之二以上委员同意，人体器官移植伦理委员会方可出具同意获取遗体器官的书面意见。人体器官移植伦理委员会同意获取的，医疗机构方可获取遗体器官。

第十九条　获取遗体器官，应当在依法判定遗体器官捐献人死亡后进行。从事人体器官获取、移植的医务人员不得参与遗体器官捐献人的死亡判定。

获取遗体器官，应当经人体器官捐献协调员见证。获取遗体器官前，从事遗体器官获取的医疗机构应当通知所在地省、自治区、直辖市红十字会。接到通知的红十字会应当及时指派 2 名以上人体器官捐献协调员对遗体器官获取进行见证。

从事遗体器官获取的医疗机构及其医务人员应当维护遗体器官捐献人的尊严；获取器官后，应当对遗体进行符合伦理原则的医学处理，除用于移植的器官以外，应当恢复遗体外观。

第二十条　遗体器官的分配，应当符合医疗需要，遵循公平、公正和公开的原则。具体办法由国务院卫生健康部门制定。

患者申请人体器官移植手术，其配偶、直系血亲或者三代以内旁系血亲曾经捐献遗体器官的，在同等条件下优先排序。

第二十一条 遗体器官应当通过国务院卫生健康部门建立的分配系统统一分配。从事遗体器官获取、移植的医疗机构应当在分配系统中如实录入遗体器官捐献人、申请人体器官移植手术患者的相关医学数据并及时更新，不得伪造、篡改数据。

医疗机构及其医务人员应当执行分配系统分配结果。禁止医疗机构及其医务人员使用未经分配系统分配的遗体器官或者来源不明的人体器官实施人体器官移植。

国务院卫生健康部门应当定期公布遗体器官捐献和分配情况。

第二十二条 国务院卫生健康部门会同国务院公安、交通运输、铁路、民用航空等部门和中国红十字会总会建立遗体器官运送绿色通道工作机制，确保高效、畅通运送遗体器官。

第二十三条 医疗机构从事人体器官移植，应当向国务院卫生健康部门提出申请。国务院卫生健康部门应当自受理申请之日起 5 个工作日内组织专家评审，于专家评审完成后 15 个工作日内作出决定并书面告知申请人。国务院卫生健康部门审查同意的，通知申请人所在地省、自治区、直辖市人民政府卫生健康部门办理人体器官移植诊疗科目登记，在申请人的执业许可证上注明获准从事的人体器官移植诊疗科目。具体办法由国务院卫生健康部门制定。

医疗机构从事人体器官移植，应当具备下列条件：

（一）有与从事人体器官移植相适应的管理人员、执业医师和其他医务人员；

（二）有满足人体器官移植所需要的设备、设施和技术能力；

（三）有符合本条例第十八条第一款规定的人体器官移植伦理委员会；

（四）有完善的人体器官移植质量管理和控制等制度。

第二十四条 国务院卫生健康部门审查医疗机构的申请，除依据本条例第二十三条第二款规定的条件外，还应当考虑申请人所在省、自治区、直辖市人体器官移植的医疗需求、现有服务能力和人体器官捐献情况。

省、自治区、直辖市人民政府卫生健康部门应当及时公布已经办理人体器官移植诊疗科目登记的医疗机构名单。

第二十五条　已经办理人体器官移植诊疗科目登记的医疗机构不再具备本条例第二十三条第二款规定条件的，应当停止从事人体器官移植，并向原登记部门报告。原登记部门应当自收到报告之日起2个工作日内注销该医疗机构的人体器官移植诊疗科目登记，向国务院卫生健康部门报告，并予以公布。

第二十六条　省级以上人民政府卫生健康部门应当建立人体器官移植质量管理和控制制度，定期对医疗机构的人体器官移植技术临床应用能力进行评估，并及时公布评估结果；对评估不合格的，国务院卫生健康部门通知原登记部门注销其人体器官移植诊疗科目登记。具体办法由国务院卫生健康部门制定。

第二十七条　实施人体器官移植手术的执业医师应当具备下列条件，经省、自治区、直辖市人民政府卫生健康部门认定，并在执业证书上注明：

（一）有与实施人体器官移植手术相适应的专业技术职务任职资格；

（二）有与实施人体器官移植手术相适应的临床工作经验；

（三）经培训并考核合格。

第二十八条　移植活体器官的，由从事人体器官移植的医疗机构获取活体器官。获取活体器官前，负责人体器官移植的科室应当向其所在医疗机构的人体器官移植伦理委员会提出获取活体器官审查申请。

人体器官移植伦理委员会收到获取活体器官审查申请后，应当及时对下列事项进行审查：

（一）活体器官捐献意愿是否真实；

（二）有无买卖或者变相买卖活体器官的情形；

（三）活体器官捐献人与接受人是否存在本条例第十一条规定的关系；

（四）活体器官的配型和接受人的适应证是否符合伦理原则和人体器官移植技术临床应用管理规范。

经三分之二以上委员同意，人体器官移植伦理委员会方可出具同意获取活体器官的书面意见。人体器官移植伦理委员会同意获取的，医疗机构方可获取活体器官。

第二十九条　从事人体器官移植的医疗机构及其医务人员获取活体器官前，应当履行下列义务：

（一）向活体器官捐献人说明器官获取手术的风险、术后注意事项、可能发生的并发症及其预防措施等，并与活体器官捐献人签署知情同意书；

（二）查验活体器官捐献人同意捐献其器官的书面意愿、活体器官捐献人与接受人存在本条例第十一条规定关系的证明材料；

（三）确认除获取器官产生的直接后果外不会损害活体器官捐献人其他正常的生理功能。

从事人体器官移植的医疗机构应当保存活体器官捐献人的医学资料，并进行随访。

第三十条　医疗机构及其医务人员从事人体器官获取、移植，应当遵守伦理原则和相关技术临床应用管理规范。

第三十一条　医疗机构及其医务人员获取、移植人体器官，应当对人体器官捐献人和获取的人体器官进行医学检查，对接受人接受人体器官移植的风险进行评估，并采取措施降低风险。

第三十二条　从事人体器官移植的医疗机构实施人体器官移植手术，除向接受人收取下列费用外，不得收取或者变相收取所移植人体器官的费用：

（一）获取活体器官、切除病损器官、植入人体器官所发生的手术费、检查费、检验费等医疗服务费以及药费、医用耗材费；

（二）向从事遗体器官获取的医疗机构支付的遗体器官获取成本

费用。

遗体器官获取成本费用，包括为获取遗体器官而发生的评估、维护、获取、保存、修复和运送等成本。遗体器官获取成本费用的收费原则由国务院卫生健康部门会同国务院发展改革、财政、医疗保障等部门制定，具体收费标准由省、自治区、直辖市人民政府卫生健康部门会同同级发展改革、财政、医疗保障等部门制定。

从事遗体器官获取的医疗机构应当对遗体器官获取成本费用进行单独核算。

第三十三条　人体器官捐献协调员、医疗机构及其工作人员应当对人体器官捐献人、接受人和申请人体器官移植手术患者的个人信息依法予以保护。

第三十四条　国家建立人体器官获取、移植病例登记报告制度。从事人体器官获取、移植的医疗机构应当将实施人体器官获取、移植的情况向所在地省、自治区、直辖市人民政府卫生健康部门报告。

第四章　法律责任

第三十五条　国家健全行政执法与刑事司法衔接机制，依法查处人体器官捐献和移植中的违法犯罪行为。

第三十六条　违反本条例规定，有下列情形之一，构成犯罪的，依法追究刑事责任：

（一）组织他人出卖人体器官；

（二）未经本人同意获取其活体器官，或者获取未满 18 周岁公民的活体器官，或者强迫、欺骗他人捐献活体器官；

（三）违背本人生前意愿获取其遗体器官，或者本人生前未表示同意捐献其遗体器官，违反国家规定，违背其配偶、成年子女、父母意愿获取其遗体器官。

医务人员有前款所列情形被依法追究刑事责任的，由原执业注册部门吊销其执业证书，终身禁止其从事医疗卫生服务。

第三十七条　违反本条例规定，买卖人体器官或者从事与买卖人体器官有关活动的，由县级以上地方人民政府卫生健康部门没收违法所得，并处交易额10倍以上20倍以下的罚款；医疗机构参与上述活动的，还应当由原登记部门吊销该医疗机构的人体器官移植诊疗科目，禁止其10年内从事人体器官获取或者申请从事人体器官移植，并对负有责任的领导人员和直接责任人员依法给予处分，情节严重的，由原执业登记部门吊销该医疗机构的执业许可证或者由原备案部门责令其停止执业活动；医务人员参与上述活动的，还应当由原执业注册部门吊销其执业证书，终身禁止其从事医疗卫生服务；构成犯罪的，依法追究刑事责任。

公职人员参与买卖人体器官或者从事与买卖人体器官有关活动的，依法给予撤职、开除处分；构成犯罪的，依法追究刑事责任。

第三十八条　医疗机构未办理人体器官移植诊疗科目登记，擅自从事人体器官移植的，由县级以上地方人民政府卫生健康部门没收违法所得，并处违法所得10倍以上20倍以下的罚款，禁止其5年内从事人体器官获取或者申请从事人体器官移植，并对负有责任的领导人员和直接责任人员依法给予处分，对有关医务人员责令暂停1年执业活动；情节严重的，还应当由原执业登记部门吊销该医疗机构的执业许可证或者由原备案部门责令其停止执业活动，并由原执业注册部门吊销有关医务人员的执业证书。

医疗机构不再具备本条例第二十三条第二款规定的条件，仍从事人体器官移植的，由原登记部门没收违法所得，并处违法所得5倍以上10倍以下的罚款，吊销该医疗机构的人体器官移植诊疗科目，禁止其3年内从事人体器官获取或者申请从事人体器官移植，并对负有责任的领导人员和直接责任人员依法给予处分；情节严重的，还应当由原执业登记部门吊销该医疗机构的执业许可证，并对有关医务人员责令暂停6个月以上1年以下执业活动。

第三十九条　医疗机构安排不符合本条例第二十七条规定的人员实施人体器官移植手术的，由县级以上地方人民政府卫生健康部门没收违法所得，并处10万元以上50万元以下的罚款，由原登记部门吊销该医疗机构的人体器官移植诊疗科目，禁止其 3 年内从事人体器官获取或者申请从事人体器官移植，并对负有责任的领导人员和直接责任人员依法给予处分；情节严重的，还应当由原执业登记部门吊销该医疗机构的执业许可证；对有关人员，依照有关医师管理的法律的规定予以处罚。

第四十条　医疗机构违反本条例规定，有下列情形之一的，由县级以上地方人民政府卫生健康部门没收违法所得，并处 10 万元以上 50 万元以下的罚款，对负有责任的领导人员和直接责任人员依法给予处分，对有关医务人员责令暂停 6 个月以上 1 年以下执业活动，并可以由原登记部门吊销该医疗机构的人体器官移植诊疗科目，禁止其 3 年内从事人体器官获取或者申请从事人体器官移植；情节严重的，还应当由原执业登记部门吊销该医疗机构的执业许可证或者由原备案部门责令其停止执业活动，并可以由原执业注册部门吊销有关医务人员的执业证书：

（一）不具备本条例第十五条第一款规定的条件从事遗体器官获取；

（二）未按照所在地省、自治区、直辖市人民政府卫生健康部门划定的区域提供遗体器官获取服务；

（三）从事人体器官获取、移植的医务人员参与遗体器官捐献人的死亡判定；

（四）未通过分配系统分配遗体器官，或者不执行分配系统分配结果；

（五）使用未经分配系统分配的遗体器官或者来源不明的人体器官实施人体器官移植；

（六）获取活体器官前未依照本条例第二十九条第一款的规定履行说明、查验、确认义务；

（七）以伪造、篡改数据等方式干扰遗体器官分配。

第四十一条　违反本条例规定，有下列情形之一的，由县级以上地方人民政府卫生健康部门没收违法所得，并处 10 万元以上 50 万元以下的罚款，对负有责任的领导人员和直接责任人员依法给予处分；医疗机构有下列情形之一的，还应当由原登记部门吊销该医疗机构的人体器官移植诊疗科目，禁止其3年内从事人体器官获取或者申请从事人体器官移植，情节严重的，由原执业登记部门吊销该医疗机构的执业许可证或者由原备案部门责令其停止执业活动；医务人员有下列情形之一的，还应当责令其暂停6个月以上1年以下执业活动，情节严重的，由原执业注册部门吊销其执业证书；构成犯罪的，依法追究刑事责任：

（一）以获取遗体器官为目的跨区域转运潜在遗体器官捐献人；

（二）违反本条例第十六条第四款规定，转介潜在遗体器官捐献人的相关信息；

（三）在人体器官捐献和移植中提供虚假材料。

第四十二条　医疗机构未经人体器官移植伦理委员会审查同意获取人体器官的，由县级以上地方人民政府卫生健康部门处20万元以上50万元以下的罚款，由原登记部门吊销该医疗机构的人体器官移植诊疗科目，禁止其3年内从事人体器官获取或者申请从事人体器官移植，并对负有责任的领导人员和直接责任人员依法给予处分；情节严重的，还应当由原执业登记部门吊销该医疗机构的执业许可证，并由原执业注册部门吊销有关医务人员的执业证书。

人体器官移植伦理委员会审查获取人体器官申请时违反伦理原则或者出具虚假审查意见的，对有关责任人员依法给予处分，由县级以上地方人民政府卫生健康部门终身禁止其从事医学伦理审查活动。

第四十三条　医疗机构违反本条例规定，有下列情形之一的，由县级以上地方人民政府卫生健康部门处5万元以上20万元以下的罚款，对负有责任的领导人员和直接责任人员依法给予处分；情节严重的，还应当由原登记部门吊销该医疗机构的人体器官移植诊疗科目，禁止其1年内从事人体器官获取或者申请从事人体器官移植，对有关医务人员责令暂停6个月以上1年以下执业活动：

（一）负责遗体器官获取的部门未独立于负责人体器官移植的

科室；

(二)未经人体器官捐献协调员见证实施遗体器官获取；

(三)获取器官后,未依照本条例第十九条第三款的规定对遗体进行符合伦理原则的医学处理,恢复遗体外观；

(四)未依照本条例第三十四条的规定报告人体器官获取、移植实施情况。

第四十四条　医疗机构及其医务人员违反本条例规定,有下列情形之一的,依照有关医疗纠纷预防和处理、医疗事故处理的行政法规的规定予以处罚;构成犯罪的,依法追究刑事责任：

(一)未对人体器官捐献人或者获取的人体器官进行医学检查；

(二)未对接受人接受人体器官移植的风险进行评估并采取相应措施；

(三)未遵守相关技术临床应用管理规范。

第四十五条　人体器官捐献协调员、医疗机构及其工作人员违反本条例规定,泄露人体器官捐献人、接受人或者申请人体器官移植手术患者个人信息的,依照法律、行政法规关于个人信息保护的规定予以处罚;构成犯罪的,依法追究刑事责任。

第四十六条　违反本条例第三十二条第一款规定收取费用的,依照有关价格、医疗保障基金管理的法律、行政法规的规定予以处罚。

第四十七条　人体器官捐献协调员违反本条例规定,有下列情形之一的,依法给予处分,由省、自治区、直辖市红十字会注销其人体器官捐献协调员工作证件,终身不得担任人体器官捐献协调员：

(一)接到指派后未对遗体器官获取进行见证；

(二)出具虚假见证意见。

第四十八条　公职人员在人体器官捐献和移植工作中滥用职权、玩忽职守、徇私舞弊的,依法给予处分;构成犯罪的,依法追究刑事责任。

第四十九条　违反本条例规定,给他人造成损害的,依法承担民事责任。

第五章 附 则

第五十条 本条例自 2024 年 5 月 1 日起施行。《人体器官移植条例》同时废止。

参考文献

1.陈实.器官移植学[M].北京:人民卫生出版社,2011.

2.何晓顺,成守珍,朱晓峰.器官移植临床护理学[M].广州:广东科技出版社,2018.

3.李燕君,曾珠.心脏移植护理学[M].北京:人民卫生出版社,2014.

4.姚琳,叶桂荣.器官移植科护理健康教育[M].北京:人民卫生出版社,2018.

5.陈韬,宁琴.终末期肝病合并感染诊治专家共识(2021年版)[J].临床肝胆病杂志,2022,38(2):304-310.

6.胡树菁,孙菁,郭雪洁,等.肺移植受者感染的危险因素及护理研究进展[J].护理学杂志.2020,35(22):5.

7.李林林.中国心脏移植术操作规范(2019版)[J].中华移植杂志(电子版),2019,13(1):11-14.

8.梁文进,叶少军.《美国KDOQI对2020年KDIGO肾移植受者评估和管理临床实践指南评论》摘译[J].实用器官移植电子杂志,2023,11(2):97-102.

9.石炳毅,贾晓伟,李宁. 中国移植后糖尿病诊疗技术规范(2019版)[J].实用器官移植电子杂志,2019,7(3):170-177.

10.王菲,陈韵,涂建鑫,等.心脏移植患者运动康复最佳证据总结[J].中国实用护理杂志,2022,38(33):2594-2599.

11.王春丽，赵巧燕，丁倩丽.综合预防抗感染策略对心脏移植术后患者的影响[J].国际移植与血液净化杂志，2024，22(6)：11-12.

12.王民英，郭平，石丽，等.心脏移植术后患者出院随访的最佳证据总结[J].中华现代护理杂志，2021，27(18)：2406-2411.

13.徐骁，沈恬，庄莉，等.中国肝移植受者代谢病管理专家共识(2019 版)[J].中华移植杂志(电子版)，2019，13(3)：187-194.

14.曾妃，兰美娟，梁江淑渊，等.肺移植患者术后肺康复护理专家共识[J].中华护理杂志，2024，59(1)：10-15.

15.中国医师协会器官移植医师分会，中华医学会器官移植学分会肝移植学组.中国肝癌肝移植临床实践指南(2021 版)[J]. 中华消化外科杂志，2022，21(4)：433-443.

16.中国医师协会肾脏内科医师分会肾性贫血指南工作组.中国肾性贫血诊治临床实践指南[J]. 中华医学杂志，2021，101(20)：1463-1502.

17.中华医学会器官移植学分会.中国肺移植受者选择与术前评估技术规范(2019 版)[J].中华移植杂志(电子版).2019，13(2)：81-85.

18.中华医学会器官移植学分会.中国肺移植术后并发症诊疗和随访技术规范(2019 版)[J].中华移植杂志(电子版).2019，13(2)：25-34.

19.中华医学会器官移植学分会，中国医疗保健国际交流促进会肾脏移植学分会.中国肾脏移植长期健康管理指南(2023 版)[J].中华器官移植杂志，2024，45(5)：283-298.

20.戴振航，王梓涛，陈静瑜.中国肺移植发展现状概述及未来展望[J].中国研究型医院，2024，11(6)：32-36.

21.丁小明，林俊，胡小鹏，等.中国肾移植受者巨细胞病毒感染临床诊疗指南(2023 版)[J].器官移植，2024，15(3)：303-322.

22.刘晓曼，陈杰.肾移植患者免疫抑制剂长期管理医药专家共识[J].今日药学，2022，32(11)：801-816.

23.马麟麟，石炳毅. 中国实体器官移植术后高血压诊疗规范(2019 版)[J].器官移植，2019，10(2)：112-121.

24.王於尘，苗芸.肾移植术后腹泻的管理[J].器官移植，2023，14(2)：220-226.

25.周海清，孙亚茹，褚秀美，等.肺移植术后患者出院随访的证据总结[J].中华护理教育，2024，21(11)：1390-1396.

26.中华医学会器官移植学分会.肾移植术后随访规范(2019 版)[J].器官移植，2019，10(6)：667-671.

27.中华医学会器官移植学分会.肾移植远期并发症诊疗技术规范(2019 版)[J].器官移植，2019，10(6)：653-666，671.

28.中华医学会器官移植学分会. 中国肝脏移植免疫抑制治疗与排斥反应诊疗规范(2019 版)[J].器官移植，2021，1(1)：8-14，28.

29.中华人民共和国国务院.人体器官捐献和移植条例，2023.

30.Jordan RI，Tandon P. E merging Role of Palliative Carein Patients with Advanced Liver Disease[J]. Semin Liver Dis.，2020，40(2)：163-170.

31.LOBBESH，MAHÉVASM，ALVISETS，et al. Pure red cell aplasia in systemic lupus erythematosus，a nationwide retrospective cohort and review of the literature[J].Rheumatology(Oxford)，2021，61(1)：355-366.